中国罕见病联盟　组织编写

U0965930

多发性硬化与视神经脊髓炎谱系疾病患者教育手册

主 编 徐 雁

中国协和医科大学出版社
北 京

图书在版编目（CIP）数据

多发性硬化与视神经脊髓炎谱系疾病患者教育手册 / 徐雁主编 . -- 北京 : 中国协和医科大学出版社 , 2025. 2. -- ISBN 978-7-5679-2558-8

Ⅰ . R744.5-44

中国国家版本馆 CIP 数据核字第 2025U1L743 号

主　　编　徐　雁
责任编辑　李元君　杨雪娇
装帧设计　北京锋尚制版有限公司
责任校对　张　麓
责任印制　黄艳霞
出版发行　**中国协和医科大学出版社**
（北京市东城区东单三条9号　邮编100730　电话010-65260431）
网　　址　www.pumcp.com
印　　刷　廊坊市佳艺印务有限公司
开　　本　710mm×1000mm　1/16
印　　张　5.75
字　　数　98千字
版　　次　2025年2月第1版
印　　次　2025年2月第1次印刷
定　　价　69.00元

编委会

主　编　徐　雁

副主编　杨　欢　金　涛

编　委（按姓氏笔画排序）

马　瑾　王　哲　王胜军　方伯言　尹翮翔
冯金洲　刘　颖　李　彬　李　深　李明利
李春阳　杨　欢　杨春生　肖海兵　吴　哲
初曙光　张伟赫　金　涛　郝梦迪　徐　雁
甄　瑾　薛　群

秘书组　中国罕见病联盟工作人员

前言

在撰写这本关于多发性硬化（multiple sclerosis，MS）与视神经脊髓炎谱系疾病（neuromyelitis optica spectrum disorders，NMOSD）的科普书籍时，我们整个编委会充满了无限的感慨与希望。我从事 MS 与 NMOSD 诊治已经 20 多年了，深知这两种中枢神经系统脱髓鞘疾病给患者及其家庭带来的巨大痛苦与挑战。它们不仅剥夺了许多人享受健康生活的权利，更在精神层面上对患者造成了难以言喻的压力。因此，希望通过这本书，为患者及其家属提供一盏明灯，照亮他们前行的道路，让他们在面对疾病时不再孤单无助。

多发性硬化与视神经脊髓炎谱系疾病，虽然都属于罕见病范畴，但它们的发病率并不低，且患者群体广泛。这些疾病以其复杂的发病机制、多样的临床表现，以及多变的病程，让许多患者感到困惑与恐惧。他们渴望了解疾病的真相，寻找有效的治疗方法，更希望找到与自己相似的病友，分享经验，相互鼓励。然而，由于信息的不对称与获取渠道的有限，许多患者往往陷入迷茫与无助之中。

基于这样的现状，这本书通过通俗易懂的语言，结合丰富的案例与图表，将多发性硬化与视神经脊髓炎谱系疾病的发病机制、临床表现、诊断流程、治疗方法，以及最新的研究进展，全面而系统地呈现给读者。

在撰写过程中，我们整个编委会特别注意到了患者的需求。疾病不仅改变了他们的身体状况，更对他们的心理造成了深远的影响。因此，在书中特意设置了“疾病篇”，旨在帮助患者建立正确的疾病认知，学会自我情绪管理，提高生活质量。书籍中还设置了锦囊问题解答，让患者学习到如何在生活中面对疾病。同时，我也鼓励患者积极寻求社会支持，与家人、朋友，以及病友建立良好的沟通机制，共同面对疾病带来的挑战。

在多发性硬化与视神经脊髓炎谱系疾病的疾病管理过程中，医生与患者之间的携手合作至关重要。我衷心感谢中国罕见病联盟所创建的 MSNMO Base® 平台，它不仅为医生提供了全面而细致的患者闭环管理方案，而且极大地促进了医疗服务的优化与提升。同时，我也要向中国罕见病联盟、本书编纂过程中的各位专家学者，以及始终给予我们坚定支持与信任的患者朋友们，表达我最深切的感激之情，感谢他们在书籍编纂过程中展现出的无私奉献与鼎力支持。

最后，我们想对每一位正在与多发性硬化或视神经脊髓炎谱系疾病作斗争的患者说：请相信，你们并不孤单。在这个充满爱与希望的世界里，我们一直在你们身边。让我们一起携手前行，共同迎接属于我们的美好未来！

徐 雁

中国医学科学院北京协和医院

目录

疾病篇

一、认识多发性硬化

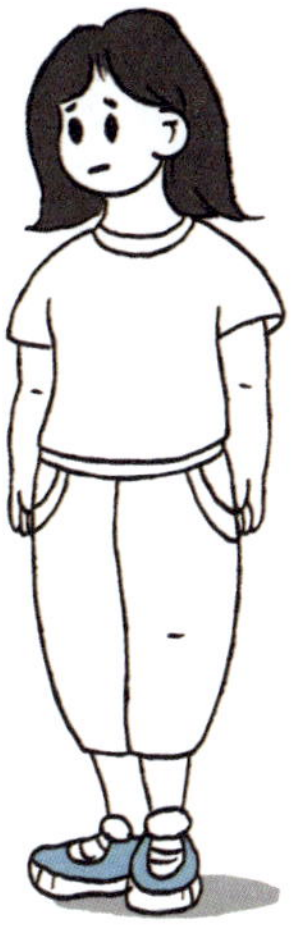

二、认识视神经脊髓炎谱系疾病

三、多发性硬化和视神经脊髓炎谱系疾病患者都应该知道的事

诊断篇

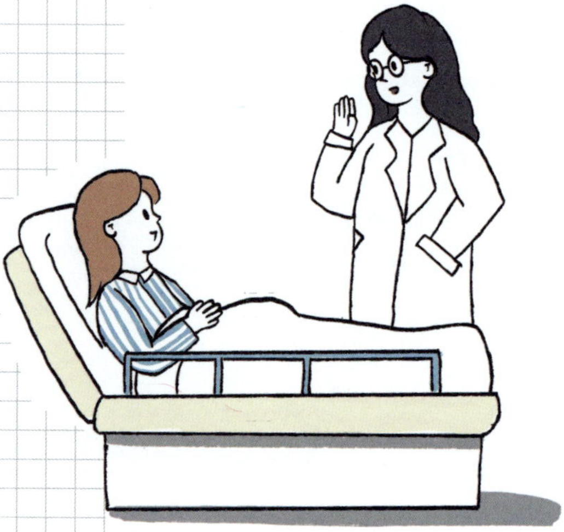

治疗篇

一、多发性硬化和视神经脊髓炎谱系疾病的急性期治疗

二、多发性硬化的疾病修正治疗（DMT）

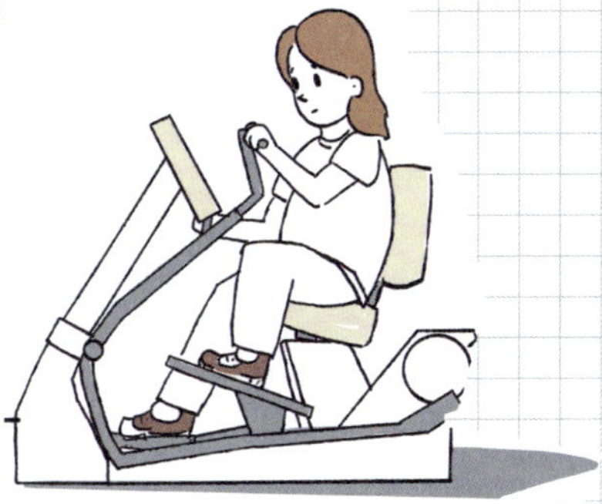

三、视神经脊髓炎谱系疾病的生物制剂治疗

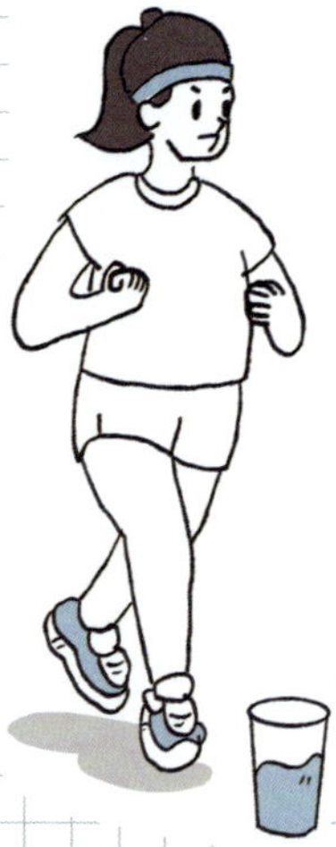

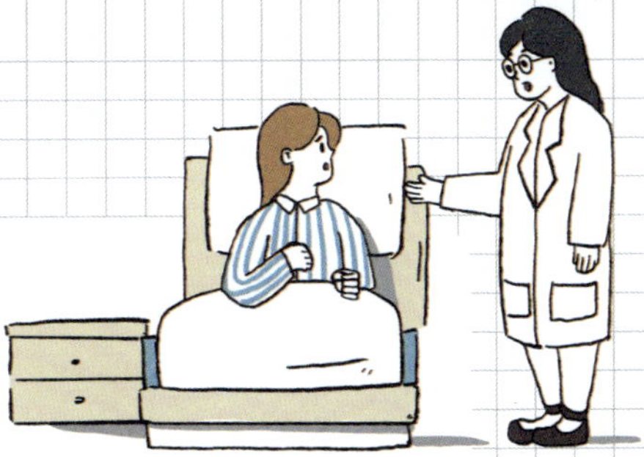

生活篇

一、多发性硬化和视神经脊髓炎谱系疾病的症状管理

二、多发性硬化和视神经脊髓炎谱系疾病的生活管理

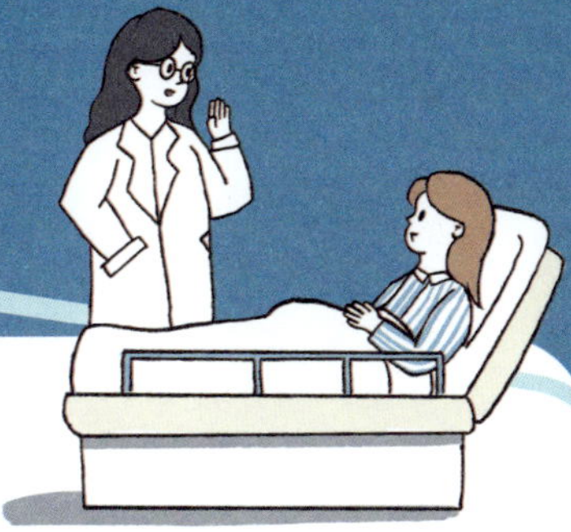

疾病篇

——“医生，我最近总感觉很累，视力也越来越差，是不是亚健康?”
——“医生，我有时打嗝能打 1 个多小时，这正常吗?”
——“医生，我的腿突然不听使唤了，怎么办啊?”

如果身体多个部位突然“罢工”，不要惊慌，可能是我们的神经系统正在“报警”，需要及时检查、治疗，早诊早治，这样有助于我们早日回归健康；但如果遭遇误诊、漏诊，可能会有很大的麻烦！

神经系统的脱髓鞘疾病，多发于中青年，最常见的是多发性硬化和视神经脊髓炎谱系疾病。让我们来一起认识神经系统、学习这两种疾病的基本知识，防患于未然，从了解开始……

一、认识多发性硬化

1．什么是脱髓鞘疾病

（1）认识神经系统

我们能够进行复杂的思考、做出灵巧的动作，离不开神经系统。神经系统按照解剖部位的不同，可以分为中枢神经系统（脑与脊髓）与周围神经系统（脑神经与脊神经）。

构成神经系统的核心部件是神经元，每个神经元由胞体和突起组成，突起又可以分为树突和轴突（图 1-1）。神经元负责感受各种刺激，并形成特殊信号在神经系统中传递，让人可以感知冷热、控制手脚、进行思考等。

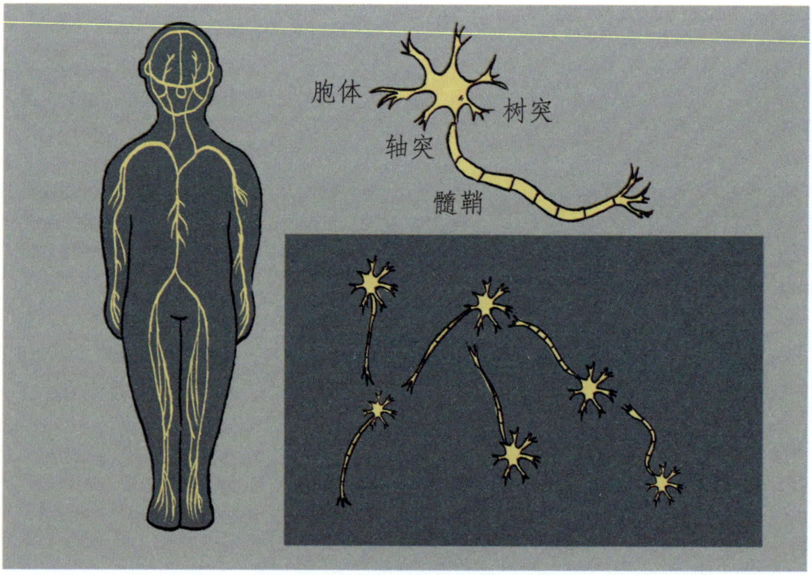

图 1-1　神经系统与神经元

如果将神经系统视作人体的通信网络，那么神经元的胞体就是“基站”，轴突就是传递信号的“电线”。髓鞘是包裹在轴突表面的一层外壳，类似于包裹电线的橡胶外皮，功能也很相似，具有“保护”和“绝缘”的作用，避免信号传递时相互干扰，此外可以帮助信号在神经网络中传递得更快，对保障神经元功能发挥有重要作用。

一般而言，在脑与脊髓所处的中枢神经系统，轴突所集中的部位，因为有大量的髓鞘包裹，在外观上偏白色，称为白质。而神经元胞体集中的部位，没有髓鞘包裹，在外观上偏灰色，称为灰质。

（2）麻烦的“脱髓鞘”

在一些特殊情况下（如炎症、中毒、遗传性或代谢障碍等原因），会出现轴突外的髓鞘病变脱失而轴突相对保存的情况，被称为脱髓鞘。

根据发病的原因和位置，脱髓鞘疾病可分为中枢神经系统脱髓鞘疾病、周围神经系统脱髓鞘疾病、中枢和周围神经系统联合脱髓鞘疾病；根据先天或后天发病，可以分为遗传性脱髓鞘疾病和获得性脱髓鞘疾病。

在脱髓鞘疾病中，多发性硬化（multiple sclerosis，MS）和视神经脊髓炎谱系疾病（neuromyelitis optica spectrum disorders，NMOSD）就是两种常见的中枢神经系统脱髓鞘疾病。因为髓鞘主要集中在白质上，所以传统观念认为多发性硬化与视神经脊髓炎谱系疾病主要病变部位在白质，但目前已经证实，至少多发性硬化是可以损伤到灰质的。

2. 什么是多发性硬化

早在 1868 年，多发性硬化已由现代神经病学之父 Jean-Martin Charcot 医生描述并命名。现代医学认为，多发性硬化是一种免疫介导的中枢神经系统炎性脱髓鞘疾病，病变可累及中枢神经系统的白质及灰质，导致髓鞘脱失，形成不同程度的神经损伤。症状可累及身体多个部位，如视力下降、肢体无力、感觉异常等。

根据《多发性硬化诊断与治疗中国指南（2023 版）》，多发性硬化好发于 29～39 岁，10 岁以下和 50 岁以上罕见，以急性 / 亚急性起病为主；女性更为多见，是男性的 1.5～2.0 倍，因此又被称为“美女病”；高纬度和高海拔地区的人，更易发生多发性硬化。近年来，多发性硬化的发病率及患病率有逐渐增高的趋势。

从全球来看，中国属于多发性硬化低患病率地区。2018 年，多发性硬化被列入中国《第一批罕见病目录》。2020 年的一项调研显示，中国整体人群多发性硬化发病率为 0.235/10 万人年；2022 年《多发性硬化患者生存质量报告》数据显示，我国约有 3 万名多发性硬化患者。

早发现、早确诊、早治疗对控制多发性硬化的病情发展至关重要。

（1）易误诊

多发性硬化症状多种多样、因人而异，不同患者临床表现可能会有很大不同，因此患者常常面临“确诊难”，遭遇误诊、漏诊而延误正确治疗。例如，首发症状为视力下降的患者，开始容易被误诊为眼部疾病，忽视了神经系统检查，数年后出现其他症状，才在神经内科确诊为多发性硬化。这就需要全社会增进对多发性硬化的认识，才能尽量提升患者的确诊速度，避免因延误治疗而导致的病情发展。

（2）可缓解、可复发

可缓解、可复发是多发性硬化的显著特点。大多数多发性硬化病程分急性期与缓解期，患者在急性期发病后，经科学治疗与康复训练往往能够好转，进入缓解期，但这一阶段若不注重维持治疗，就易复发。

3. 多发性硬化有哪些类型

根据临床表现、残疾进展及 MRI 影像特征的不同，多发性硬化可以分为以下几个类型。

（1）放射学孤立综合征（radiologically isolated syndrome，RIS）

这是一种非常特殊的多发性硬化类型，患者没有多发性硬化相关的临床症状，但是 MRI 高度提示患者可能罹患多发性硬化，并且排除其他疾病。

（2）临床孤立综合征（clinically isolated syndrome，CIS）

通常是多发性硬化的最初发病形式；CIS 指患者首次出现多发性硬化相关症状和客观体征，至少持续 24 小时，且在一定时间内缓解后不复发，类似于多发性硬化的 1 次典型临床发作；60%～70% 初步判定为 CIS 患者，在满足时间多发、空间多发，并排除其他诊断，可以明确诊断为多发性硬化。

（3）复发缓解型多发性硬化（relapsing remitting multiple sclerosis，RRMS）

病程表现为明显的复发和缓解过程，每次发作后不留或仅留下轻微症状。80%～85% 的多发性硬化患者疾病初期表现为本类型。

（4）继发进展型多发性硬化（secondary progressive multiple sclerosis，SPMS）

约 50% 的 RRMS 患者在患病 10～15 年后疾病不再或仅有少数复发，功能障碍却呈缓慢进行性加重的过程，通常是 RRMS 患者的下一个疾病阶段，被称为 SPMS。

（5）原发进展型多发性硬化（primary progressive multiple sclerosis，PPMS）

10%～15% 多发性硬化患者的功能障碍与临床复发无关，呈缓慢进行性加重，病程大于 1 年。头颅 MRI 和 / 或脊髓 MRI 具备典型多发性硬化病灶特征。

简单来说，未有任何临床症状的 RIS 患者，其中约 1/3 会在 5 年内经历一次临床发作，此时被称为 CIS；如果疾病继续进展，则大概率进展为 RRMS，疾病会突然发作，发作期间症状不稳定；如果得不到治疗，大约一半 RRMS 患者会在 10～15 年进入 SPMS 阶段。

还有 10%～15% 的患者一开始就呈进展性病程，在没有复发的情况下，临床症状逐渐加重，被称为 PPMS。

4. 哪些人更容易得多发性硬化

目前多发性硬化的病因尚不明确，但研究人员发现一些因素可能会增加患病风险。

多发性硬化和遗传有一定相关性，但尚不能被称为遗传病。父母有多发性硬化的人群，比没有家族史的人群患病概率更高，但不等于一定会患病。

除了遗传，还有生活方式和环境因素。有 Epstein-Barr 病毒感染、血清维生素 D 水平低、日晒不足、吸烟、青少年时期肥胖等因素的人也更容易得多发性硬化；2020 年中国多发性硬化发病率数据显示，高纬度和高海拔地区的居民更容易发生多发性硬化。

综合来看，多发性硬化病因复杂，与病毒感染、自身免疫反应、遗传及环境均有关系。

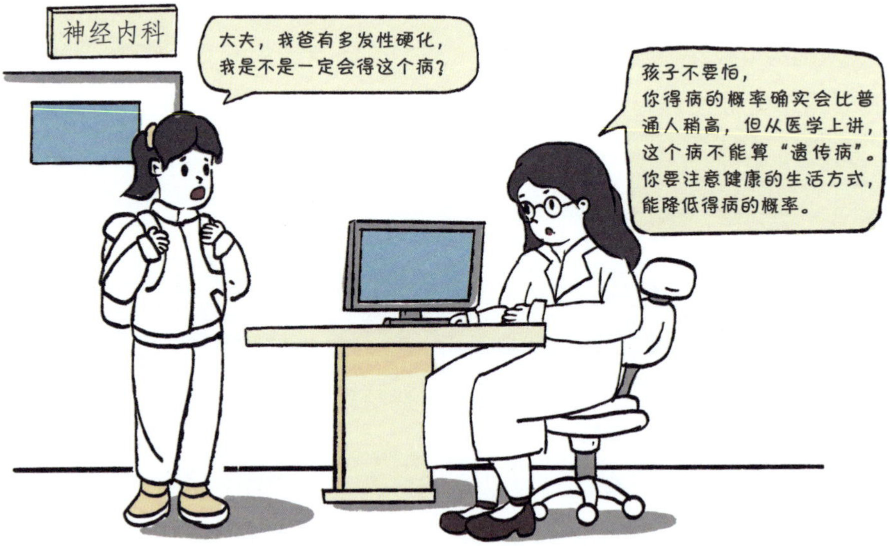

5. 多发性硬化患者会出现哪些症状

神经系统遍布全身，多发性硬化作为一种脱髓鞘疾病，可能在人体许多部位出现症状（图 1-2）。

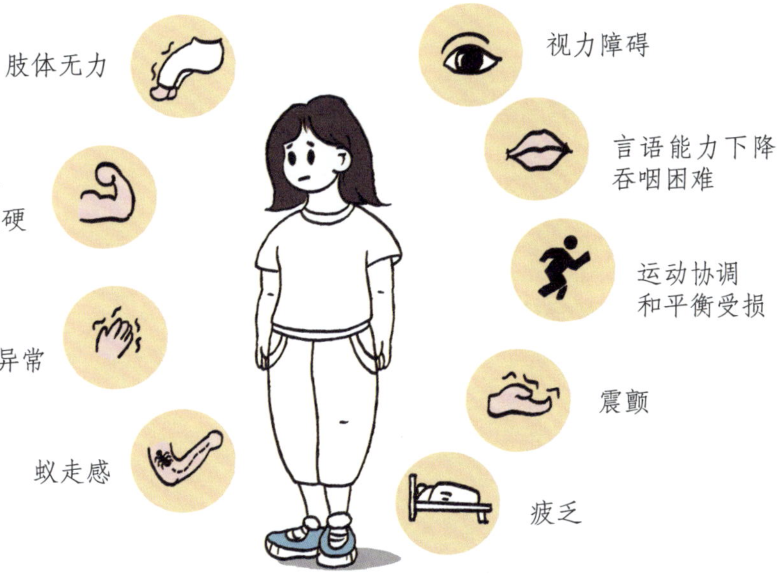

图 1-2　多发性硬化症状遍及全身

（1）肢体无力

约一半的多发性硬化患者在第一次发病时会出现肢体无力，可能是一只手、一只脚没有力气，也可能是四肢都没有力气，使不上劲，严重时可能对四肢完全失去控制。

（2）感觉异常

手、脚、躯干或者面部有异常的感觉，如麻木、发冷、发热、瘙痒、像有蚂蚁在爬（蚁走感）或其他难以描述的奇怪感觉。

（3）眼部症状

通常是一只眼睛突发视力下降，伴眼球转动疼痛或眼眶疼痛、看到的视野发暗、范围变窄，双眼同时发病比较少见；部分患者会出现复视（重影）症状。

（4）共济失调

虽然自己努力控制，依然走路走不稳当，容易摔倒或者斜着走。

（5）疲乏

原本精力充沛的自己似乎不见了，总感觉昏昏沉沉想睡觉，精力不足。

（6）其他

如说话含糊不清、尿频、抑郁、脾气暴躁、记忆力下降等。

提醒大家，多发性硬化的症状具有多样性，不同患者的症状不一样，同一位患者每次发病的症状也可能不一样。总体而言，多发性硬化症状具有“时间多发”和“空间多发”的两大特点，一方面身体可能时好时坏，一方面在脑、脊髓与视神经上可能有多个病变部位。

6. 多发性硬化会致残、致死吗

先请患者放心，多发性硬化通常不会危及生命，并且在病程的早期，发作时经过规范治疗，在缓解期可以部分康复或接近完全康复。

一旦多发性硬化病灶增加、症状增多、反复发作，可能会对身体逐渐产生不可逆的伤害，造成肢体、语言障碍，影响工作和生活。

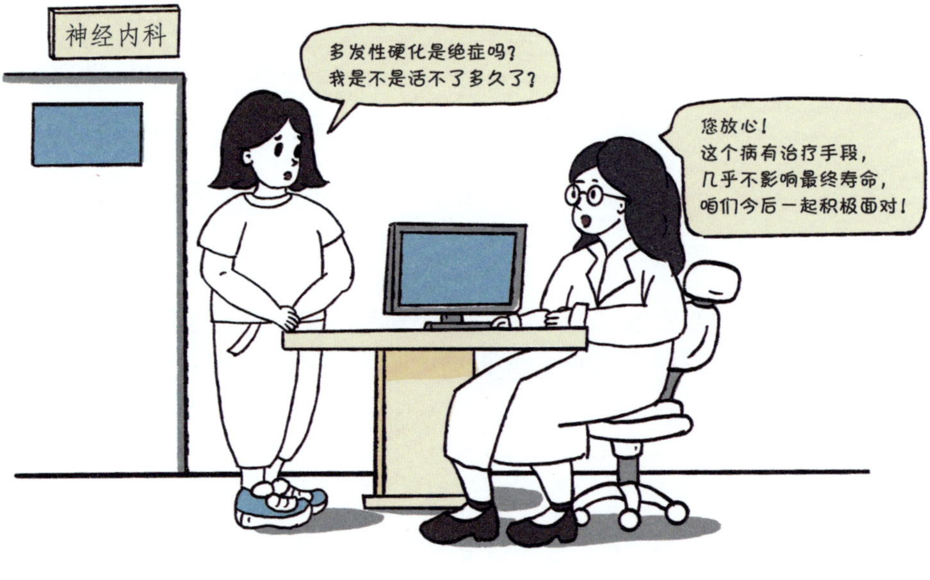

多发性硬化患者经过治疗后预后良好，约半数患者发病后 10 年只遗留轻度或中度功能障碍，病后存活期可长达几十年。

此外，国外研究提示，多发性硬化患者发生脑梗、心梗等致死性疾病的风险较健康人士更高，应注意积极预防该类疾病，保持健康的饮食习惯，尽可能戒烟、戒酒，多进行合理范围内的体育运动。当然，这不仅有利于多发性硬化的康复，也是每一个普通人走向健康长寿的秘诀！

7. 多发性硬化对脑健康有什么影响

（1）“脑萎缩”加快

脑萎缩即大脑体积减小、认知功能下降，本是人体衰老的正常表现，健康人士脑容量平均每年损失 0.1%～0.3%。对多发性硬化患者而言，由于脱髓鞘等病情不断发展，大多数患者脑萎缩速度加快，未经治疗时，脑容量平均每年损失 0.5%～1.35%，这意味着认知功能下降更快。

对于临床来说，脑容量和残疾程度是评估疾病进展的有效指标，随着病情发展，大多数多发性硬化患者的脑容量会逐步下降，与此同时，残疾程度也越来越高。

（2）早诊疗能“拯救大脑”

研究发现，多发性硬化患者的认知功能与残疾进展有相关性，多发性硬化患者早期认知功能越差，残疾进展越快。及时治疗对脑容量的保存、预防残疾都非常重要，怀疑多发性硬化的患者应尽早就诊，尽早接受规范治疗。

脑萎缩也是多发性硬化患者病情评估和治疗的重要指标，临床上常用磁共振成像技术（MRI）来发现和监测脑萎缩进展，疾病进程不同，治疗方案也会不同。

针对多发性硬化加速脑萎缩进程的作用，目前已有一些对症的药物，比如胆碱酯酶抑制剂等，应在医生的指导下使用。同时，阅读书籍、做数学题等锻炼脑力的活动，可以提高认知储备，有利于延缓脑萎缩速度，延缓残疾进展。

二、认识视神经脊髓炎谱系疾病

1. 什么是视神经脊髓炎谱系疾病

视神经脊髓炎谱系疾病（NMOSD）是一组自身免疫介导的以视神经和脊髓受累为主的中枢神经系统炎性脱髓鞘疾病。

早在19世纪，Devic医生描述了一组视神经和脊髓相继严重受累的病例，被称为视神经脊髓炎（neuro myelitis optica，NMO），曾被归属为多发性硬化的特殊亚型。随着对发病机制的深入研究，医生们将一些有类似发病机制和临床表现的脱髓鞘疾病与NMO归类在一起，称为视神经脊髓炎谱系疾病。

目前普遍认为，视神经脊髓炎谱系疾病发病主要与水通道蛋白4（aquaporin-4，AQP4）抗体相关，视神经脊髓炎谱系疾病和多发性硬化的发病机制不同，不是同一种病。

视神经脊髓炎谱系疾病和多发性硬化均好发于青壮年，致残率高，临床症状有一定的相似之处，同为中枢神经系统脱髓鞘疾病。

但是视神经脊髓炎谱系疾病一般被认为病情更重，主要侵犯视神经和脊髓，视神经受损更加严重，复发率、致残率更高；相较于多发性硬化，女性更易发病；更多差异，可通过生物标志物、MRI等相关检查发现。

2. 哪些人更容易得视神经脊髓炎谱系疾病

与多发性硬化数据相反，从全球范围来看，亚洲人群对视神经脊髓炎谱系疾病相对易感，我国视神经脊髓炎谱系疾病的年均发病率为0.278/10万，其中成人为0.374/10万，儿童为0.075/10万。2018年，视神经脊髓炎（NMO）被纳入中国《第一批罕见病目录》。

40岁左右的人更容易得视神经脊髓炎谱系疾病；相比于男性，女性更易患病，男女比例接近1∶10。

此外，某些人类白细胞抗原（HLA）类型与发生视神经脊髓炎谱系疾病的风险增加相关，如南方汉族人的 HLA-DPB1*501。

其他危险因素尚不明确（如维生素 D 缺乏、吸烟、发病前期感染率低等）；与多发性硬化不同，视神经脊髓炎谱系疾病的发病率不随着纬度的增加而增加。

3．视神经脊髓炎谱系疾病患者会出现哪些症状

由于神经网络遍布全身，视神经脊髓炎谱系疾病也可以出现多种症状。目前临床上将视神经脊髓炎谱系疾病依据病变部位与临床表现分为 6 组：视神经炎（optic neuritis，ON）、急性脊髓炎、极后区综合征、急性脑干综合征、急性间脑综合征和大脑综合征。

（1）视神经炎

通常单眼突然视力下降，或相继数天、数月另一只眼也发病，或双眼同时发病，伴眼球转动疼痛或眼眶疼痛，视力下降伴视野严重缺失，严重的患者视力仅留光感甚至失明。

（2）急性脊髓炎

常常是突然发病，容易出现明显的感觉异常、手脚没力气及大小便功能异常等。严重者可表现为截瘫或四肢瘫，甚至呼吸肌麻痹（呼吸困难、胸闷、心悸，可能嗜睡、昏迷）。恢复期易残留较长时期痛性或非痛性痉挛、瘙痒、尿便障碍等。

（3）极后区综合征

找不到原因的持续性打嗝、恶心、呕吐，也可以没有明显症状。

（4）急性脑干综合征

头晕、复视（视物重影）、面部感觉障碍、共济失调（行走不稳、说话含糊等），也可以没有明显症状。

（5）急性间脑综合征

嗜睡、发作性睡病（典型表现是白天突然进入不可抗拒的睡眠）、体温调节异常、低钠血症等，也可以没有明显症状。

（6）大脑综合征

意识水平下降（嗜睡、昏睡、昏迷等）、高级皮质功能减退（记忆力下降、思维迟缓等）、头痛等，也可以没有明显症状。

需要注意的是，视神经脊髓炎谱系疾病与多发性硬化的临床表现可能非常相似。一般而言，视神经脊髓炎谱系疾病的眼部症状通常更为严重，且常常波及双眼，多发性硬化发作时大多患者为一只眼睛出现症状。但整体而言，不能单纯从临床表现进行区分，需要进一步进行生物标志物、MRI 检查。

4．视神经脊髓炎谱系疾病患者可能会发展成什么样子

视神经脊髓炎谱系疾病为高复发、高致残性疾病，90% 以上为多时相病程，其中 40%～60% 在 1 年内复发，约 90% 在 3 年内复发。

未经过治疗的视神经脊髓炎谱系疾病患者，约 50% 会在 5～10 年内遗

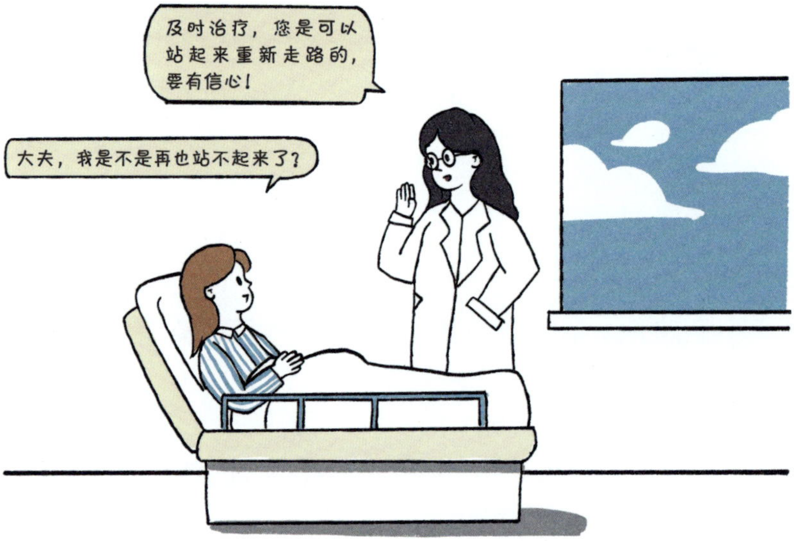

留有严重的视觉或运动功能障碍。儿童视神经脊髓炎谱系疾病患者比成人少见，预后比成人患者好，但仍无法避免严重后遗症。

但需要广大患者家庭重视的是，视神经脊髓炎谱系疾病同样可以通过及时的诊断、治疗控制病情进展。患者在急性发作后，尽早开始规范治疗，不仅有利于当时的功能恢复，也能延缓后续病情发展。

三、多发性硬化和视神经脊髓炎谱系疾病患者都应该知道的事

1．关于多发性硬化和视神经脊髓炎谱系疾病的常见误区

近年来，随着网络技术发展，人们对于罕见病的了解比以往有所改善，但仍然有许多误区。

误区1：多发性硬化和视神经脊髓炎谱系疾病是终末期疾病，患病就“完了”

多发性硬化和视神经脊髓炎谱系疾病并不致死，且有治疗药物，不是终末期疾病，更不是“绝症”，绝大多数罕见病患者依然有较长的寿命。

误区2：一旦确诊就应该放弃工作

罹患多发性硬化和视神经脊髓炎谱系疾病后，通过尽早的规范治疗，大多数患者可以长期正常工作、学习和生活，拥有较好的自理能力和工作能力。随着社会对罕见病患者越来越强的包容和尊重，患者如能找到适合自己身体状态的工作，一方面能够获得收入，另一方面也能维持良好的社交关系，对个人的身心健康有益。

误区3：感觉病情好转就可以不用药

多发性硬化和视神经脊髓炎谱系疾病尚无根治的方法，但是，都有延缓疾病进展、预防疾病复发的疾病修正治疗方案，需要持续使用药物，才能维持治疗效果。经治疗，病情好转、处于疾病的缓解期时，除非医生确认可以停药，否则患者不应当自行停药。当出现药物不良反应或药物控制效果不佳

时，患者应及时寻求医生帮助。

误区 4：最终一定会坐轮椅

多发性硬化和视神经脊髓炎谱系疾病患者不一定需要坐轮椅，许多患者经过早期规范、持续性疾病修正治疗和对症治疗等，在疾病控制良好的情况下，疾病进展相当缓慢，经过 10 年、20 年也能正常行走，不需要坐轮椅；部分患者发病时下肢无力、坐上轮椅，经治疗也有重新站立、行走的可能。

同时，的确有部分患者不得不需要长期坐轮椅，随着公共场所无障碍设施的完善，轮椅人士也可以自由出行、学习、工作。我们鼓励每一位坐轮椅或有其他身体障碍的患者在身体条件允许的情况下，积极外出、参与社会活动，实现人生价值。

误区 5：完全不可以进行体育活动

健康是多发性硬化和视神经脊髓炎谱系疾病患者的首要任务，可以通过身体活动和锻炼来实现。大量研究表明，患者克服心理障碍进行合适的身体活动和锻炼有益于病情的恢复。具体的运动强度应根据患者个人实际情况进行安排和调整，如有专业指导更佳（详见治疗篇）。

误区 6：不可以生孩子

多发性硬化和视神经脊髓炎谱系疾病并非遗传性疾病，疾病本身也并不影响胎儿发育。如有妊娠计划，应在备孕阶段即寻求医生的帮助，在医生指导下，可能需要进行治疗方案的调整，避免使用某些影响胎儿发育的药物，但不应自行停药、减药，以免疾病失去控制、迅速进展。

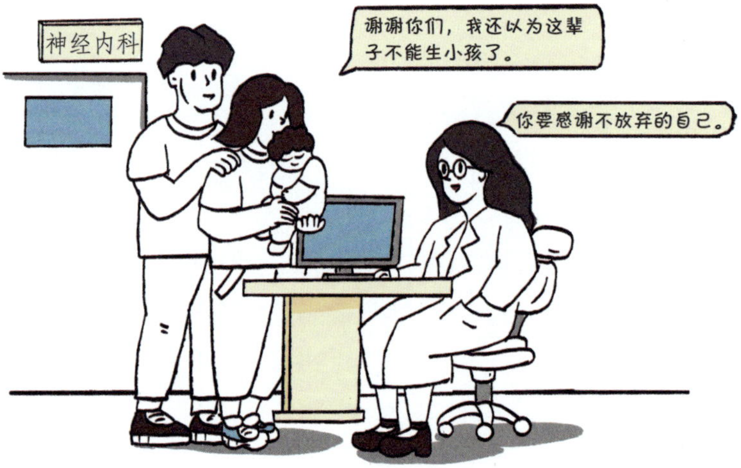

误区 7：视力下降就是近视

多发性硬化和视神经脊髓炎谱系疾病导致的视力下降，实际上是视神经炎的主要症状。与近视最大的不同在于，近视的人远视力缓慢下降，难以逆转，而视神经炎引起的视力下降，属于突发视力下降，严重时数天就失明，但若及时治疗可以逆转，越早诊断、越早治疗，恢复效果越好。多发性硬化相对症状较轻，更容易恢复，视神经脊髓炎谱系疾病有少部分患者视力恢复不好。

此外，近视通常由眼轴变长或角膜曲度变陡造成，通过配戴眼镜能够得到很好的矫正。而视神经炎主要是视神经的炎症，配戴眼镜也不能明显矫正视力。多发性硬化和视神经脊髓炎谱系疾病相关视神经炎的表现除了视力下降，还可能有视野缺损、视物重影、眼眶疼痛等症状。

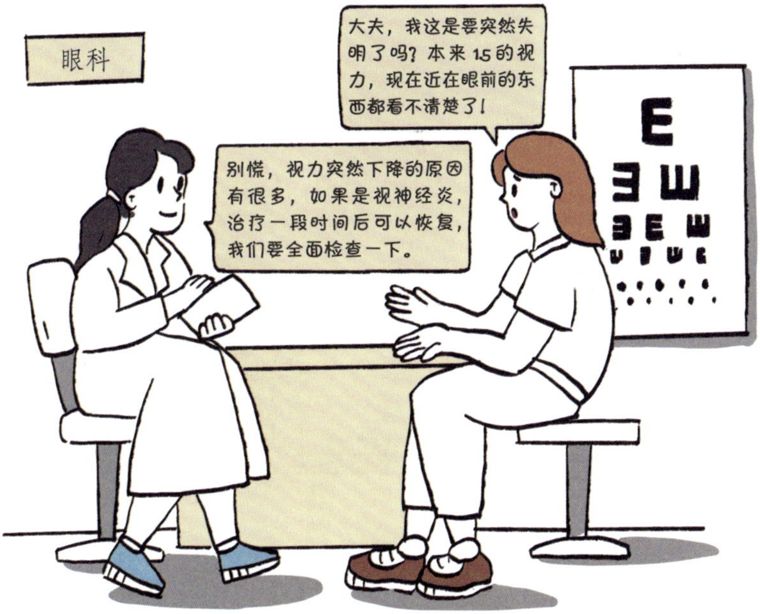

2. 为什么这两个病会复发

多发性硬化和视神经脊髓炎谱系疾病都是中枢神经系统脱髓鞘疾病，都有发作期和缓解期。有观点认为，病情发作过后，人体启动了自我修复功能，消耗神经系统储备，导致某一时刻突然复发；而持续的复发会损耗这种储备，破坏修复机制，损耗殆尽时，患者的临床表现就会逐步进展到较为严重的程度。

通过疾病修正治疗、远离复发危险因素来控制疾病进展、预防复发至关重要，不仅能提高患者当前的生活质量，对于防范远期生活质量下降也具有重要意义。

3．有哪些容易导致复发的因素呢

作为与免疫系统息息相关的疾病，任何导致人体免疫力失调的因素都可能是多发性硬化或者视神经脊髓炎谱系疾病复发的危险因素。

目前认为，容易引起多发性硬化或者视神经脊髓炎谱系疾病复发的高危因素包括全身和局部感染、发热或暴露于高温环境、过度疲劳、情绪 / 压力剧烈变化、妊娠等。

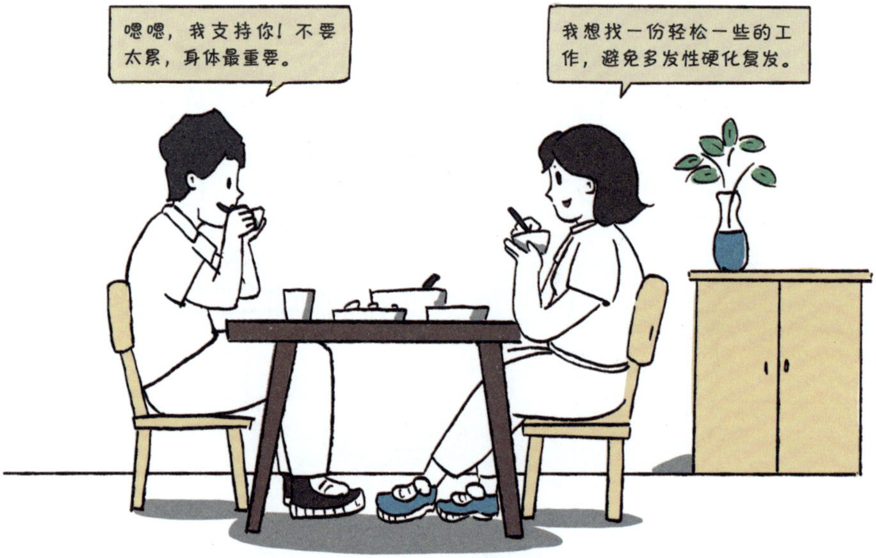

每一位患者的触发因素可能有所不同，需要患者在既往经验的基础上进行总结，坚持规范治疗，保持良好的生活习惯和生活方式，持续防范复发，预防疾病进展。

4．怎么知道是真性复发还是假性复发

假性复发，持续时间通常不超过 24 小时，并且有明显诱因，如发热、疲劳、女性生理期等，随着诱因消失，症状会逐渐好转，通常不会出现既往未出现过的症状。

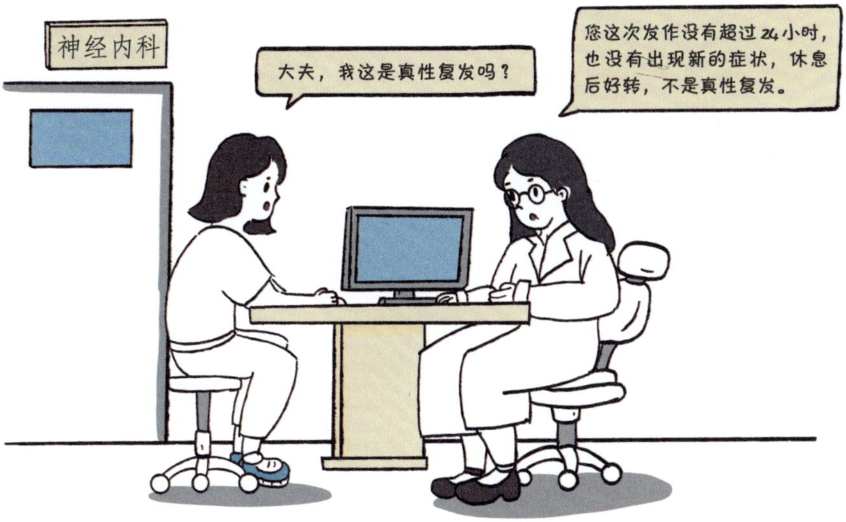

真性复发，通常会出现此前未曾出现过的症状，之前的症状发作超过 24 小时或无明显诱因导致发作时，应高度怀疑真性复发，及时寻求医生帮助。

作为患者，日常生活中应尽量做好病情的日常记录，如症状的具体表现、开始和持续的时间、症状的特殊变化等，便于自己与医生回顾详细情况。

在无法判断自己是真性复发还是假性复发时，也建议及时前往医院寻求医生帮助。

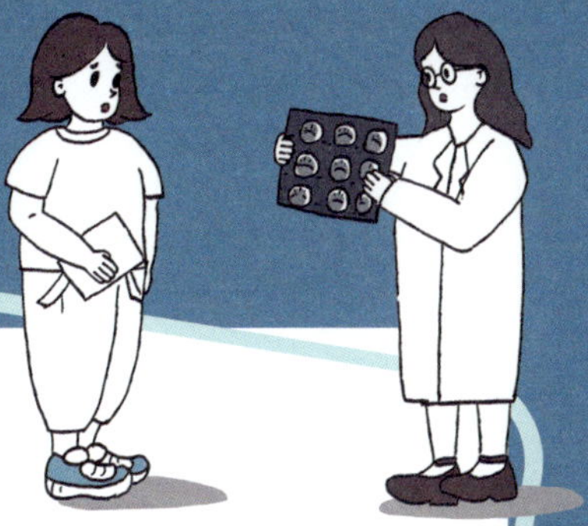

诊断篇

“糟糕，看了疾病介绍，我最近身体无力、视力下降，是不是得了多发性硬化或视神经脊髓炎谱系疾病？”

先不要焦虑，神经系统疾病的确诊没有那么简单，需要找对科室、及时问诊，耐心配合医生的问询并接受检查，这很有可能是“一场虚惊”。

多发性硬化、视神经脊髓炎谱系疾病的诊断需十分谨慎，对病友及疑似患者来说，了解基本的诊断方法、相关术语及注意事项，有助于后续诊治的顺利进行，保持良好心态应对病症，有助于早日恢复健康。接下来，让我们了解这两种疾病的诊断之路有哪些关键要点吧！

1. 怀疑得了多发性硬化或视神经脊髓炎谱系疾病，医生会给做什么检查

多发性硬化或视神经脊髓炎谱系疾病的确诊不像一些常见病如脑出血诊断那么容易，需要非常严谨地排除其他可能疾病，结合病史、临床症状、影像学检查、实验室检查等综合考量，慎之又慎，从怀疑到确诊可能需要几个月到几年。

（1）病史和体格检查

病史和体格检查时，医生会询问以前得过什么病，询问以前发病的症状、持续时间、严重程度、频率、部位等，询问亲戚朋友中是否有类似症状。此外，会进行神经系统的体格检查，医生会用叩诊锤、音叉、手电筒等器材对患者进行神经系统查体（图 2-1）。如有必要，一整套神经系统体格检查可能会耗时数十分钟，需要患者保持耐心。

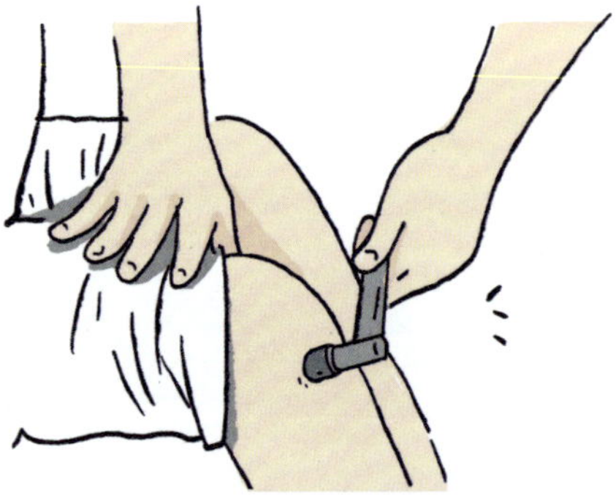

图 2-1　医生用叩诊锤为患者检查腿部

（2）影像学检查

影像学检查即常说的“拍片子”，通过磁共振成像技术（MRI）等高科技手段来观察人体神经系统结构和功能情况，判断脑部、脊髓和视神经是否出现多发性硬化或视神经脊髓炎谱系疾病相关病变，通常需要脑、脊髓和视神经 MRI。

（3）实验室检查

实验室检查如抽血化验、腰椎穿刺脑脊液检查等，进行脱髓鞘抗体、脑

脊液寡克隆区带检测，判断人体内部是否出现多发性硬化或视神经脊髓炎谱系疾病的特异性病理物质，这些对诊断都非常重要。

（4）其他检查

其他检查如眼科视力视野和眼底评估，视觉诱发电位等电生理测试。

2．多发性硬化和视神经脊髓炎谱系疾病应该如何诊断

对每一种疾病，医生会集思广益、结合既往研究情况总结出一套切实可行的“诊断标准”，多发性硬化和视神经脊髓炎谱系疾病作为两种不同的疾病，诊断标准也不一样。在符合诊断标准后，还需排除其他可能疾病方可最终确诊。

3．MRI 有什么用，必须要做吗

MRI 是诊断多发性硬化 / 视神经脊髓炎谱系疾病所必须的检查手段，由于多发性硬化 / 视神经脊髓炎谱系疾病患者的临床表现和许多疾病相似，仅

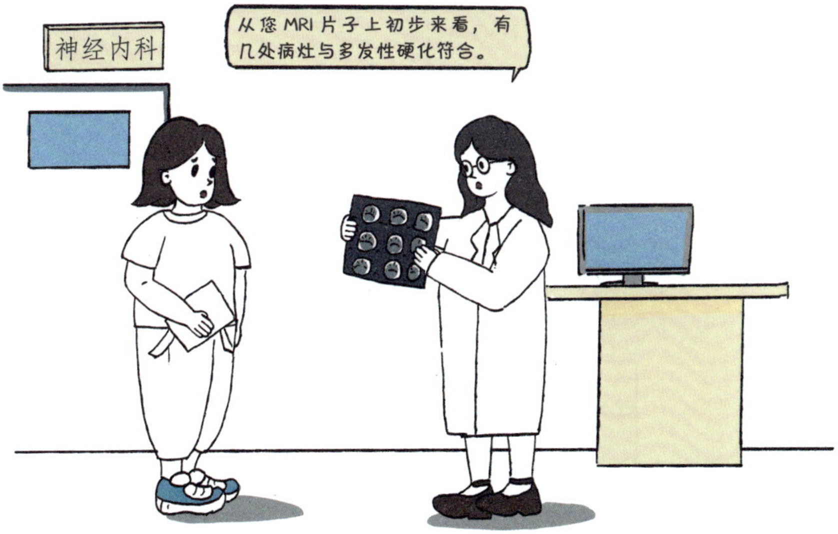

仅依靠人体外部的检查手段并不能将这些疾病完全区分，且不同疾病的治疗手段不同，只有正确的诊断才能给予合理的治疗。

因此，必须通过 MRI 等影像学技术，探查脑、脊髓和视神经病变情况，来将疾病区分开来，确定到底是什么病；对于多发性硬化，通过 MRI 检查发现经典区域的病变特征及空间多发和时间多发证据是多发性硬化诊断与鉴别诊断过程中的重要依据；对于视神经脊髓炎谱系疾病，MRI 是发现并确诊其 6 大核心临床特征的重要依据，同样对于视神经脊髓炎谱系疾病的诊断与鉴别诊断必不可少。

4. MRI 对身体有什么危害

MRI 是目前临床上普遍使用的影像学检查手段，与 X 线检查及 CT 比较，MRI 无电离辐射、安全性高。

需要注意的是，不可携带铁磁性物体进行 MRI，如钢笔、手机、信用卡等，包括身体内部的植入物，如动脉瘤夹、关节内固定装置等，否则在高速运转的 MRI 高磁场中可能对人体造成损伤。此外，增强 MRI 比普通 MRI 显

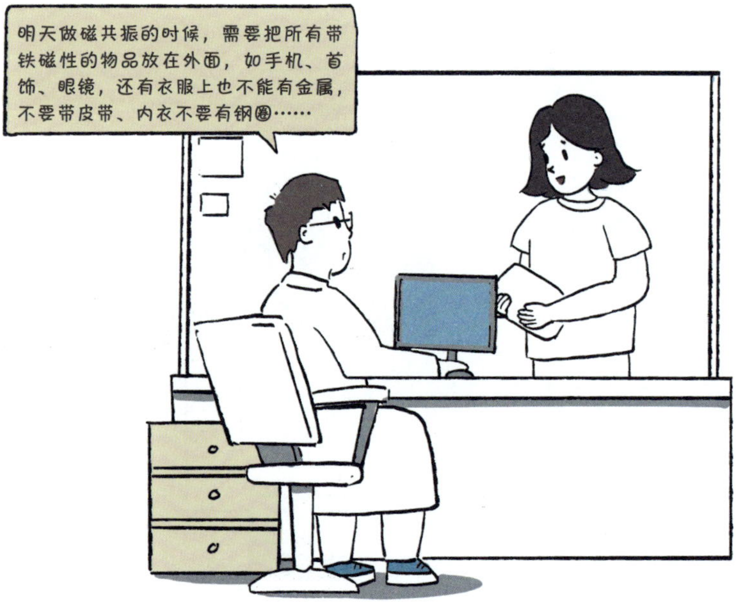

影效果更好，但需要安全使用对比剂，既往有重度肝肾功能障碍、哮喘及对比剂过敏人群不适用。

对于大多数人，MRI 和增强 MRI 是安全无害的影像学检查方法。

5. 影像检查报告说是脱髓鞘病变，就是指多发性硬化或视神经脊髓炎谱系疾病吗

不是，在本书的疾病篇，我们已经介绍过什么是脱髓鞘，多发性硬化和视神经脊髓炎谱系疾病是中枢神经脱髓鞘疾病中较为常见的两类，还有其他的中枢神经脱髓鞘疾病，如急性播散性脑脊髓炎（ADEM）、髓鞘少突胶质细胞糖蛋白抗体相关疾病（MOGAD）等。

仅仅有影像检查报告“脱髓鞘病变”，没有相关的临床症状，不能诊断为本书所谈的脱髓鞘疾病。可能只是生理的改变、正常老化的表现，而非病理特征。此外，非脱髓鞘疾病也可出现脱髓鞘病变，如代谢性脑病、放疗后损伤等。

我们应当理性看待检查结果，有问题时及时咨询医生。

6. 确诊前需要做哪些部位的检查，头颅、脊髓和视神经 MRI 都要做吗

由于 MRI 设备本身造价及维护费用昂贵，因此检查费用较贵，许多人可能会有疑问：为什么有 CT 而非要做 MRI，有时还需要做增强 MRI？为什么医生让我做了头 MRI 还要做脊髓 MRI、视神经 MRI？做这么多 MRI 有什么用？

多发性硬化 / 视神经脊髓炎谱系疾病作为罕见病，临床表现与诸多疾病相似，只有通过 MRI 才能进一步区分它们与其他疾病，以及区分多发性硬化与视神经脊髓炎谱系疾病。CT 虽然费用低，但其主要显影骨性结构，对于大脑中许多部位的软组织结构无法清晰显影，更别说具体病灶了。MRI 比 CT 在软组织显影方面强很多，但有时普通 MRI 也不能清晰显示病灶，这就需要增强 MRI 才能显示更清晰的病灶，便于医生诊断和进一步治疗。

对于多发性硬化 / 视神经脊髓炎谱系疾病，由于其损伤部位通常较多，且难以与其他类似疾病区分，需要完善头颅、脊髓和视神经的 MRI，让医生看到具体病灶部位和损伤特征，才能进行确诊。部分病灶不够典型的多发性硬化 / 视神经脊髓炎谱系疾病，甚至无法仅通过 MRI 区分进行确诊，还需要进一步进行脑脊液化验、抗体或基因检测、长时间随访。

7．确诊和启动治疗后，什么时候需要再做 MRI

从第一次发作到确诊，往往需要多次 MRI 检查，以确认脑部、脊髓及其他部位病灶变化情况是否符合多发性硬化 / 视神经脊髓炎谱系疾病进程。通常而言，开始治疗后 6～12 个月定期复查，以观察脑部等部位是否有新增病灶来确认药物效果及决定是否调整治疗方案。具体复查时间因人而异，请听从主诊医生安排。此外，如有妊娠计划，应在备孕阶段前往医院咨询医生。

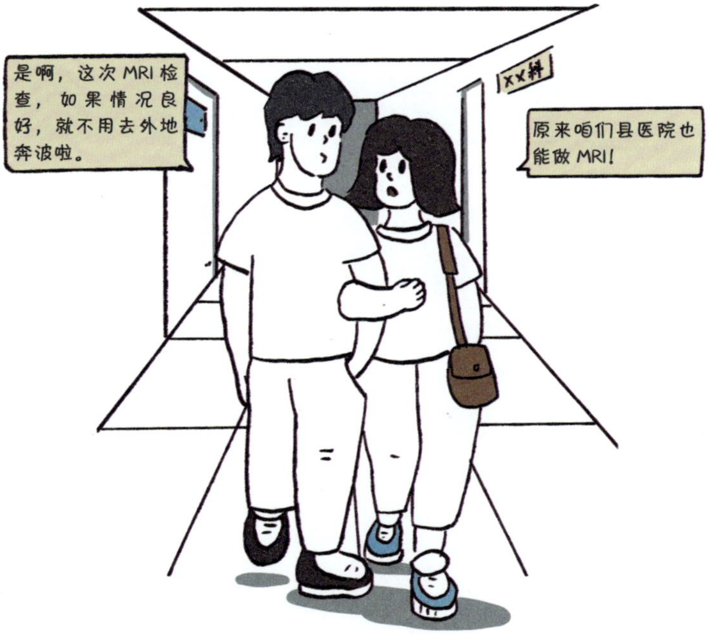

8. EDSS 评分是什么

EDSS 评分，全名是扩展残疾功能量表（expanded disability status scale，EDSS），由神经学家 John Kurtzke 于 1983 年设计，临床常用于多发性硬化 / 视神经脊髓炎谱系疾病患者病情进展的评估。

EDSS 评分由 7 个系统（锥体系、脑干、视觉、感觉、大脑 / 精神、肠道 / 膀胱、小脑）和 1 个“其他”项子评分构成，每个子评分都是从 0~5 或 6 的有序分值，分值越高代表该神经系统的病情越严重。将这些子评分与行走距离、行走辅助设备的使用情况、自我生活照料情况相结合，得出总体的病情状况评分即 EDSS 评分，0 分即正常，每 0.5 分一个级别，10 分即由多发性硬化 / 视神经脊髓炎谱系疾病导致的死亡，这种情况很少见。

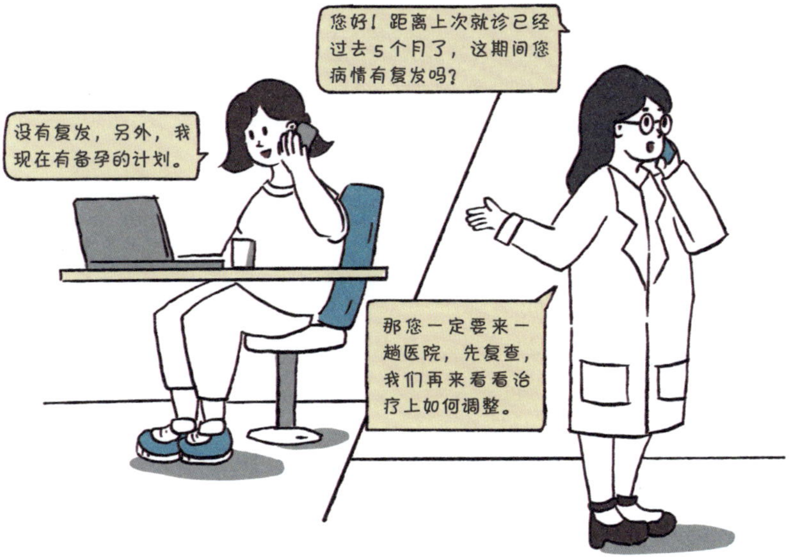

9. SDMT 测试是什么

符号数字转换测试（symbol digit modalities test，SDMT）与 EDSS 评分类似，是一种评估病情的量表，不同的是，EDSS 评估残疾程度，SDMT 评估认知功能（表 2-1）。

表 2-1　SDMT 量表

1	2	3	4	5	6	7	8	9	1	2	3	4	5	6
-	⊥	∩	L	∪	0	∧	×	=	-	⊥	∩	L	∪	0
2	1	3	7	2	4	8	1	5	4	2	1	3	2	1
4	2	3	5	2	3	1	4	6	3	1	5	4	2	7
6	3	5	7	2	8	5	4	6	3	7	2	8	1	9
5	8	4	7	3	6	2	5	1	9	2	8	3	7	4
6	9	8	2	6	7	9	1	2	5	8	2	4	1	8
3	1	4	1	5	7	2	9	4	2	3	7	9	1	3

完成一次 SDMT 测试平均只需要 5 分钟，具备操作简单、耗时少、敏感度高、不受练习效果影响等优势。SDMT 量表最上面两行为符号和数字的对应规则，随后在下方空缺中填上符号对应的数字。黑框前的 10 个空缺为练习部分，医生在患者填写错误时予以纠正，帮助患者理解规则，接着进行正式测试，90 秒内尽可能准确填写足够多的空缺，写对多少个即为多少分，练习题不计分。为了能够客观地反应患者的认知功能，不建议患者在家反复多次进行 SDMT 量表的练习，仅在医院随访复查时按照医生的建议进行测试即可。

SDMT 测试总分范围为 0～110 分，得分越高，认知功能越好。如果 2 次评估 SDMT 的分数改变≥ 4 分，则认为其变化具有临床意义。

10．腰椎穿刺有什么用，有危险吗

腰椎穿刺是临床普遍使用的操作技术，简单、快捷、风险低，用于采集脑脊液，并对脑脊液进行常规、生化、病毒、免疫、生物标志物等分析，来辅助诊断疾病，对于多发性硬化 / 视神经脊髓炎谱系疾病的诊断有重要意义。

（1）脑脊液是循环再生的

脑脊液是无色透明液体，充斥在脑室系统和脑脊髓蛛网膜下腔，对脑和脊髓具有保护、支持和营养的作用。成人每日生成约 500ml 脑脊液，而单纯脑椎穿刺通常取脑脊液不到 30ml，远远小于每日生成量，不用担心留取脑脊液会对身体造成伤害。

（2）腰椎穿刺的方法

通常需要患者为弯腰侧卧位，左侧卧为多，屈颈抱膝，脊背尽量靠近床面，背部要与检查床垂直，脊柱与床平行（图 2-2）。

医生会进行消毒、麻醉、进针取少量脑脊液，而后止血、纱布固定，随后平卧 4～6 小时即可。

患者保持平静，积极配合，有助于腰椎穿刺的快速完成及术后恢复。术后 1～2 天应注意观察伤口愈合情况，避免伤口感染。

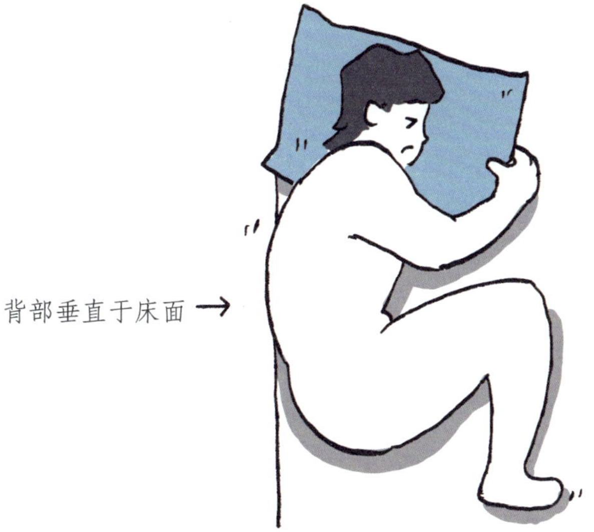

图 2-2　腰椎穿刺体位（左侧卧位）

11. AQP4 抗体是什么

（1）认识 AQP4 抗体

水通道蛋白 4（AQP4）是水通道蛋白家族的一员，该家族是水分子跨膜转运的主要分子基础，参与水的双向转运和细胞内外水平衡，对维持机体正常生理功能具有重要作用。免疫系统产生了攻击 AQP4 蛋白的抗体，是视神经脊髓炎谱系疾病发病的重要机制。

在中国，有 70%~80% 的视神经脊髓炎谱系疾病患者会出现血清 AQP4 抗体阳性，因此 AQP4 抗体对于视神经脊髓炎谱系疾病的诊断至关重要，甚至 AQP4 抗体阳性和 AQP4 抗体阴性视神经脊髓炎谱系疾病患者的诊断标准都不一样。通常，AQP4 抗体阳性视神经脊髓炎谱系疾病患者复发率更高。

（2）认识 MOG 抗体

髓鞘少突胶质细胞糖蛋白（MOG）抗体一开始被认为存在于 AQP4 抗体阴性视神经脊髓炎谱系疾病患者中，随着深入研究发现，MOG 抗体相关的疾病在临床表现、治疗效果及预后等多方面与视神经脊髓炎谱系疾病 / 多发性硬化均有较大差异，目前已将其归类于 MOG 抗体相关疾病（MOGAD）。MOG 抗体阳性的患者占 AQP4 抗体阴性视神经脊髓炎谱系疾病患者的 20%~40%。

12. 寡克隆区带是什么

寡克隆区带（oligoclonal bands，OCB）是人体在疾病状态下，B 淋巴细胞克隆株异常增生，在中枢神经系统内活化转变为浆细胞而产生的特异性免疫球蛋白，电泳时会形成一种特殊现象——2 个及以上 B 细胞克隆活化生成的不连续的区带。而正常人体内的免疫球蛋白，电泳时形成的区带是均匀且连续的（图 2-3）。

OCB 检测可以帮助医生判断是否有鞘内合成，如有则提示长时间的免疫反应，应进行治疗。此外，OCB 检测可以评估血脑屏障完整性，辅助诊

图 2-3　寡克隆区带阳性与阴性的区别

断多发性硬化时可作为“时间多发性”的证据，即多发性硬化患者仅在脑脊液出现血清中没有出现的条带，即为脑脊液特异性 OCB 阳性，提示患者中枢神经系统内有持续性 B 淋巴细胞反应。中国多发性硬化患者的脑脊液中 OCB 阳性率为 80%～90%。

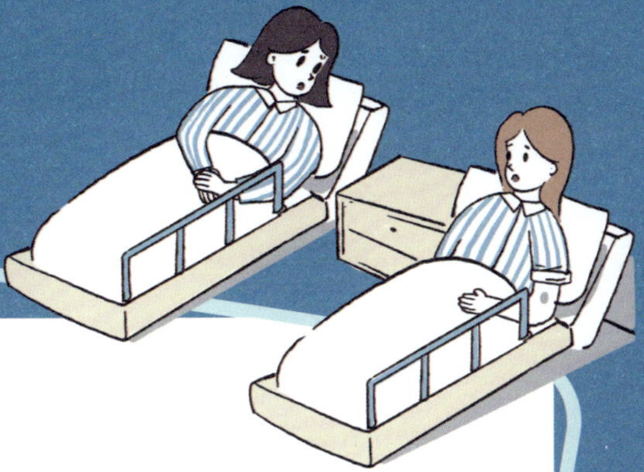

治疗篇

——“我确诊了多发性硬化，医生说要用激素治疗，会不会有很大副作用？”

——“患上了视神经脊髓炎谱系疾病，为什么这个病有好多不同的治疗药物？”

——“什么是疾病的急性期与缓解期？各自阶段的治疗需要注意什么？”

多发性硬化、视神经脊髓炎谱系疾病的治疗之旅是漫长而复杂的，但不论是在发病的急性期还是缓解期，都有多种医疗手段可以最大限度控制病情。随着医学水平的提升，医生对付多发性硬化、视神经脊髓炎谱系疾病的“武器库”也越来越丰富、越来越强大，广大患者应对自己逐渐恢复健康树立信心，下面就来详细了解其主要治疗方式与药物吧！

一、多发性硬化和视神经脊髓炎谱系疾病的急性期治疗

1. 急性期治疗都有什么方法

多发性硬化和视神经脊髓炎谱系疾病的急性期治疗目的是减轻急性期症状、缩短病程、降低残疾程度和防治并发症。常用治疗手段包括激素治疗、血浆置换 / 免疫吸附、静脉注射人免疫球蛋白。急性期治疗针对出现视力下降、运动障碍和脊髓、小脑 / 脑干症状等客观症状的发作，轻微感觉症状经休息或对症处理后可缓解者，一般无须上述治疗。

（1）激素治疗

大量研究证明，激素治疗可促进神经功能的恢复。激素治疗通常由大剂量开始，短期使用，控制后逐步减少剂量，维持稳定或停药，适合大多数患者。但需要考虑的副作用包括电解质紊乱，血糖、血压、血脂异常，上消化道出血，骨质疏松，股骨头坏死等。激素治疗适合大多数患者，严重心律失常、严重肾功能损害、癫痫、严重骨质疏松、股骨头坏死患者慎用。

（2）血浆置换 / 免疫吸附

通过快速去除血浆中的病理物质促进人体功能恢复。通常用于激素治疗无效或急性重症的多发性硬化患者及中重度发作的视神经脊髓炎谱系疾病患者。严重不良反应较少，应避免导管相关感染，在置换过程中注意心脏负荷、相关低血压、过敏及电解质紊乱等。

（3）静脉注射人免疫球蛋白

从人血浆中提取的物质，能迅速提高患者血液中的免疫球蛋白 G（IgG）水平，增强机体的抗感染能力和免疫调节功能。用于妊娠、哺乳期妇女或不能应用激素治疗的人群。治疗时应注意心脏负荷、高血液黏稠度及过敏等。

2. 让人又爱又怕的激素

激素具有强力的抗炎、抗休克和免疫抑制作用，对许多疾病有很好的疗效，然而其诸多不良反应让人望而生畏、又爱又怕。

（1）注意事项

使用激素过程中，应注意确保达到治疗目标情况下使用最小剂量和最短持续时间，及时治疗已有合并症，预防激素治疗不良反应。

（2）停药反应和反跳现象

治疗期间应注意停药反应和反跳现象。停药反应是指长时间使用激素治疗的情况下，减量过快 / 突然停用会导致一系列副作用，危重者可能需要抢救。反跳现象是指长时间使用激素治疗时，突然停药 / 减量过快导致疾病复发 / 加重，此时需要恢复激素治疗、重新调整剂量。

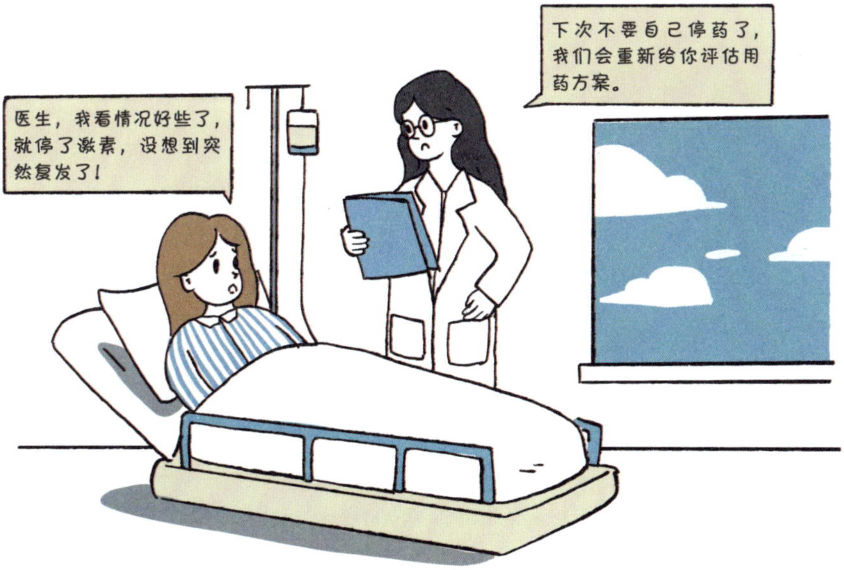

（3）预防和缓解

安全、规范使用激素治疗并没有那么可怕，大部分副作用会随着病情缓解、剂量减少后逐渐消失，治疗期间应充分听从医生建议。一些针对性措施可以预防和缓解激素治疗副作用。①避免刺激性食物、硬冷不易消化食物，可加用抑酸、保护胃黏膜药物控制。②在医生指导下，补充钙剂及活性维生素 D 等，保持蛋白摄入，适当进行体育锻炼。③避免去人群密集地方活动，出门戴口罩，预防各类感染。④监测血压、血糖、血脂，出现药物导致的高血压、高血糖等，可在医生的指导下采用降压药、降糖药控制，通常停药后好转。⑤保持规律作息、心情愉悦，不熬夜，发生痤疮不要抓挠和挤压。⑥减少电子产品使用，出现视物模糊等眼部症状及时咨询医生。

3．急性期使用丙种球蛋白有哪些注意事项

丙种球蛋白即静脉注射人免疫球蛋白（IVIG），简称“丙球”，适用于对激素冲击疗效不佳、合并感染、低免疫球蛋白血症及妊娠期的患者。使用时需要避免 IVIG 后马上进行血浆置换，治疗过程中注意心脏负荷、高血液黏稠度、过敏等。

如果在治疗过程中出现过敏反应（变态反应），如面色潮红、呼吸急促、恶心等，应及时与医生反馈，预防危险事件发生。尽管该药物是严格按照相关规定筛查与生产的，但作为一种血液制品，依然有感染艾滋病病毒、梅毒螺旋体、乙肝病毒、丙肝病毒的可能性，因此需要定期筛查。

4．急性期进行血浆置换有哪些注意事项

（1）急性期可能需要多次血浆置换治疗，同时配合药物，才能达到最佳疗效，应保持耐心。

（2）一旦出现恶心、发热、发冷、皮肤瘙痒等过敏反应，及时通知医生，寻求帮助。

（3）长期应用有感染艾滋病病毒、乙肝病毒、丙肝病毒、梅毒螺旋体的风险，应定期筛查。

（4）注意观察伤口是否出血，如果出现牙龈出血、皮肤瘀斑、紫癜、黑

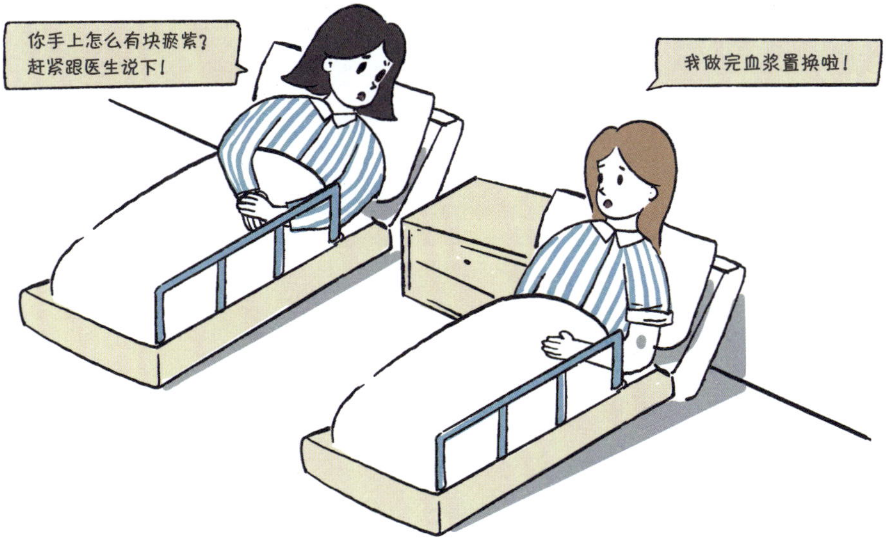

便等情况，及时通知医生。

（5）避免剧烈活动、受凉、过劳，防止继发感染。

（6）血浆置换会影响部分药物疗效，宜完成血浆置换后服药。

5．急性期进行免疫吸附治疗有哪些注意事项

（1）与血浆置换原理一致，均为血浆净化，不同的在于免疫吸附治疗不是换掉原本的血浆，而是将血浆输送出去，净化完成后再输送回体内。

（2）与血浆置换类似，急性期治疗需要多次进行，配合药物治疗方能发挥出最佳疗效。

（3）高血压人群当天可考虑不服用长效降压药，预防低血压发生，具体应咨询医生。

（4）治疗过程中一旦出现恶心、发热、发冷、皮肤瘙痒等过敏反应，及时通知医生，寻求帮助。

（5）治疗完成后适当补充低脂优质蛋白，比如鱼肉、鸡肉等。

（6）如果出现牙龈出血、皮肤瘀斑、紫癜、黑便等情况，及时通知医生。

二、多发性硬化的疾病修正治疗（DMT）

1．什么是 DMT

目前多发性硬化尚无彻底治愈的方法，如果说急性期治疗重在“治标”，那么，缓解期治疗重在“治本”。

不同于以控制现有疾病症状为主要目标的急性期治疗，缓解期治疗以控制疾病进展、降低复发频率、减轻远期残疾程度为主要目标。

虽然我们还无法完全攻克这一疾病，但多发性硬化患者的生活质量正在不断提升，医生们另辟蹊径，重点探寻如何延缓疾病进展、预防复发，发现可以通过抑制或调节人体的免疫功能来改变多发性硬化的进程，目前这一治疗方法日益成熟，被称为“疾病修正治疗”（disease-modifying therapy，DMT）。

大量临床实践表明，在多发性硬化的缓解期尽早开始规范的 DMT 是一种“黄金治疗策略”，DMT 可以帮助患者减少不断复发带来的病痛折磨，维持机体功能，延缓残疾进展，减少致残风险，减少难以逆转的脑部损害（MRI 病灶、脑萎缩等），改善认知功能，从而为多发性硬化患者争取更多正常工作和生活的时间。

缓解期坚持规范 DMT，在控制良好的情况下，大多数患者的日常生活与健康人无异。

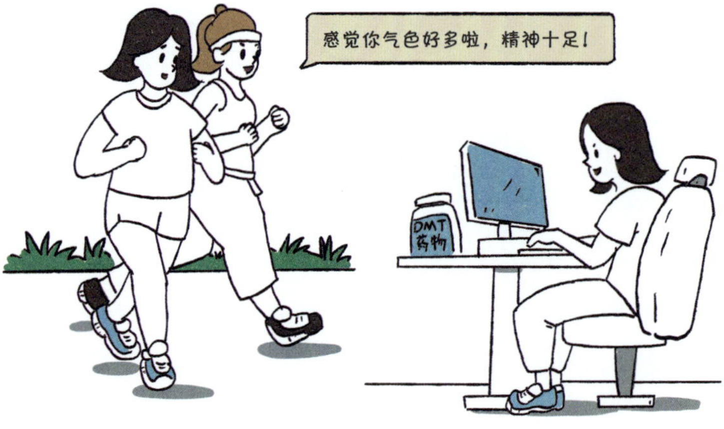

我国既往长期缺乏 DMT 药物，DMT 治疗率普遍偏低。自 2018 年 5 月多发性硬化被纳入中国《第一批罕见病目录》以来，越来越多 DMT 药物进入中国，正逐渐改变着我国多发性硬化的治疗现状。

目前经国家药品监督管理局批准，国内已经上市的 DMT 药物包括口服制剂和注射制剂两类，特立氟胺、奥扎莫德、芬戈莫德、西尼莫德、富马酸二甲酯为口服制剂，奥法妥木单抗、醋酸格拉替雷为注射制剂。

值得注意的是，绝大多数多发性硬化患者第一次发病在成年以后。因此，DMT 药物中仅盐酸芬戈莫德可用于儿童，且必须为 10 岁及以上且体重超过 40kg 的复发型多发性硬化儿童，其他 DMT 药物只适用于成人。

需要尤为重视的是，启动 DMT 后，多发性硬化患者应 6～12 个月定期复查，以确保自身安全和药物有效。如出现药物不良反应、需要妊娠、疾病控制未达预期（维持治疗超过 1 年时，出现 1 次严重复发或超过 2 次复发、MRI 检查发现 2 个或 2 次以上新增病变、残疾进展）等情况，应及时寻求医生帮助，在医生的帮助下调整药物剂量或更换不同作用机制的 DMT 药物，切忌自行决策。

2．什么时候开始 DMT

时间对于多发性硬化患者来说非常重要，越早开始治疗，预后越好。《多发性硬化诊断与治疗中国指南（2023 版）》指出，多发性硬化一经明确诊断，应尽早开始 DMT 并长期维持治疗，患者可以共同参与制定治疗决策，设立明确的治疗目标及随访计划，定期评估，在确保安全的前提下尽快达到治疗目标。

通常认为多发性硬化存在 4 个不同阶段，即放射学孤立综合征（RIS）、临床孤立综合征（CIS）、复发缓解型多发性硬化（RRMS）、继发进展型多发性硬化（SPMS），CIS 和 RRMS 早期被认为是“黄金治疗窗”。在这个阶段进行治疗，能够更好地达成预防复发、延缓残疾进展、避免 MRI 病灶增多等治疗目标。

除了中国指南，欧洲神经病学学会（EAN）、美国神经病学学会（AAN）发布的指南也明确，多发性硬化一经明确诊断，应尽早开始 DMT 并长期维持治疗。

3. 如何选择 DMT 药物

医生会对多发性硬化患者进行充分评估，平衡安全性、有效性、经济因素、药物可及性，以及个体偏好等因素，并在循证证据的基础上制订个体化治疗策略，选择适合的 DMT 药物。当出现药物不耐受、考虑妊娠、并发症或者疾病控制不理想等情况时，患者应及时寻求医生帮助，考虑更换不同作用机制的 DMT 药物。

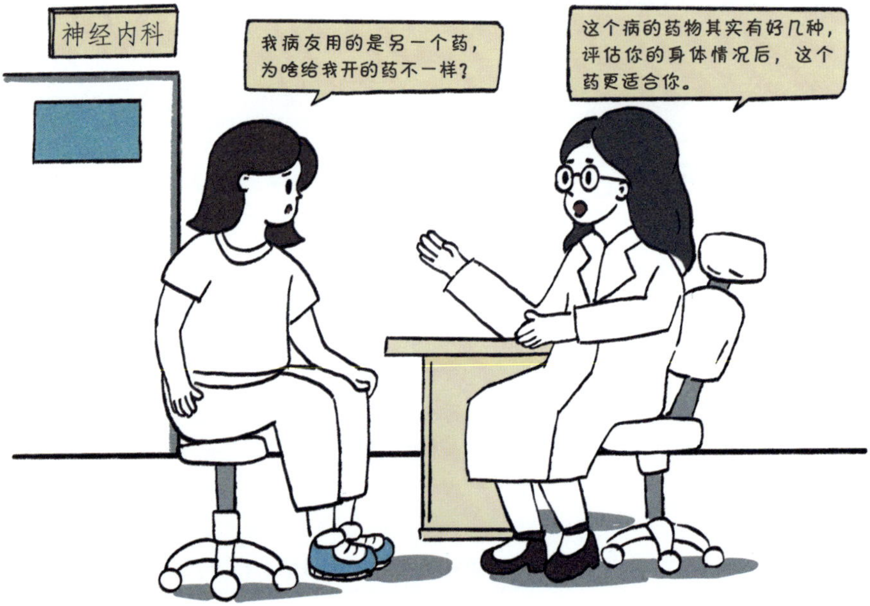

近年来，随着对多发性硬化的认知及药物研发进展，对其的治疗观念也开始转变，临床认为，早期应选择疗效更强的 DMT 药物，牢牢把握住窗口期，即早期高效治疗相比既往的阶梯治疗具有更大的获益，有助于减少复发、延缓疾病进展。

4. 该怎么知道服用的 DMT 药物是否有效

DMT 药物是否有效，在临床有一系列的评估措施，需要多发性硬化患者定期复查，在复查时进行全面检查。

一般来说，服用 DMT 药物超过 1 年，出现 1 次严重复发或者超过 2 次复发、MRI 检查发现 2 个或 2 次以上新增病变、残疾进展，可考虑更换不同作用机制的 DMT 药物，此时医生会与多发性硬化患者沟通。

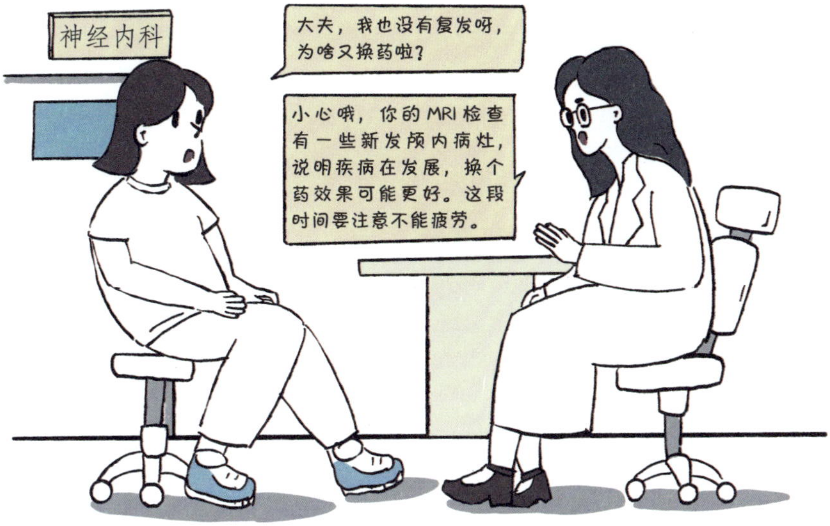

因此，建议每一位多发性硬化患者日常做好病情记录，便于复查时提供详细资料。需要注意的是，DMT 药物的目的是减少复发、延缓疾病进展，并不是用于控制目前已经或者正在发生的症状。

5. DMT 之特立氟胺

特立氟胺通过阻断嘧啶从头合成途径，可逆性抑制二氢乳清酸脱氢酶，进一步抑制活化的 T、B 淋巴细胞增殖，同时保留保护性免疫应答。

Ⅲ期 TOWER 研究中国亚组数据显示，特立氟胺降低年复发率高达 71.2%；Ⅲ期 TOPIC 研究显示其可显著延缓脑萎缩达 43%；中国真实世界研究 * 显示特立氟胺治疗 1 年达到 NEDA3（无复发、无残疾进展和无 MRI

* 真实世界研究，在医学上是指针对预设的临床问题，在真实世界环境下收集与研究对象健康有关的数据，通过分析，获得药物的使用情况及潜在获益风险的临床证据的研究过程，反映了药品在真实世界中的有效性及安全性。

活动的理想治疗目标）的患者比例为 79.0%；Ⅳ期研究显示特立氟胺在中国汉族人群的疗效比全球平均疗效更优，安全性良好。

根据中国指南，特立氟胺主要用于成人复发型多发性硬化，包括 CIS、RRMS 和有复发的 SPMS 患者（Ⅰ级证据，A 级推荐）。推荐用法为 14mg，口服，每日 1 次。常见不良反应包括头痛、丙氨酸氨基转移酶（ALT）水平升高、腹泻、脱发。

使用特立氟胺需要定期监测肝功能，尤其是 ALT 水平，若重复检查证实血清转氨酶≥正常 3 倍建议停药，考来烯胺和活性炭粉末口服可帮助清除体内药物。

6. DMT 之奥扎莫德

奥扎莫德为高选择性 S1P1、S1P5 受体调节剂，阻止淋巴细胞从淋巴结外排，并能透过血脑屏障，直接发挥神经保护作用。

Ⅲ期 SUNBEAI 研究和 RADIANCE 研究表明奥扎莫德可降低复发频率、减少脑容量丢失（约 30%）；DAYBREAK 扩展研究显示，长期使用可将复发率降低至 9.3%，88.6% 使用者 6 个月内没有明显残疾进展，83.4% 使用者年化脑容量丢失率与健康人一致，77% 使用者认知功能改善或保持稳定。

中国指南指出，奥扎莫德适用于成人复发型多发性硬化，包括 CIS、RRMS 和活动性 SPMS 患者（Ⅰ级证据，A 级推荐）。推荐用法为第 1～4 天 0.23mg，口服，每日 1 次；第 5～7 天 0.46mg，口服，每日 1 次；第 8 天及之后 0.92mg，口服，每日 1 次。常见不良反应包括鼻咽炎、氨基转移酶水平升高。

奥扎莫德不适合重度肝损伤患者，在开始治疗前，需要进行心电图、全血细胞计数和肝功能等检查，不用基因检测。没有心脏异常的情况下，不需要首剂给药监测。

7．DMT 之芬戈莫德

芬戈莫德为鞘氨醇 -1- 磷酸（S1P）受体调节剂，通过结合于淋巴细胞表面的 S1P 受体使其保留于淋巴结而发挥作用。

Ⅲ期 FREEDOMS 研究提示芬戈莫德可降低 55% 复发率，减少半年内 37% 残疾进展，减少 36% 脑容量丢失风险；Ⅲ期 LONGTERMS 研究随访 14 年显示，治疗 10 年后，46% 患者无复发，96% 和 68% 的患者 EDSS 评分分别维持在 7 分和 4 分以下；针对 10～17 岁儿童患者的Ⅲ期 PARADIGMS 研究同样取得良好结果。

根据中国指南，芬戈莫德适用于成人和 10 岁及以上且体重超过 40kg 的儿童复发型多发性硬化，包括 CIS、RRMS 和有复发的 SPMS 患者（Ⅰ级证据，A 级推荐）。推荐用法为 0.5mg，口服，每日 1 次。

刚开始治疗和停药超过 14 天后重新开始治疗的患者，首次用药时都需要进行 6 小时心电监测。常见不良反应包括流感、鼻窦炎、头痛、高血压、咳嗽、腹泻、背痛和氨基转移酶水平升高、疱疹病毒感染、支气管炎等，在儿童中的安全性特征与成人患者相似。

患者需要定期监测淋巴细胞计数、氨基转移酶水平、黄斑水肿情况。需要注意的是，停药后有较低可能出现严重恶化。

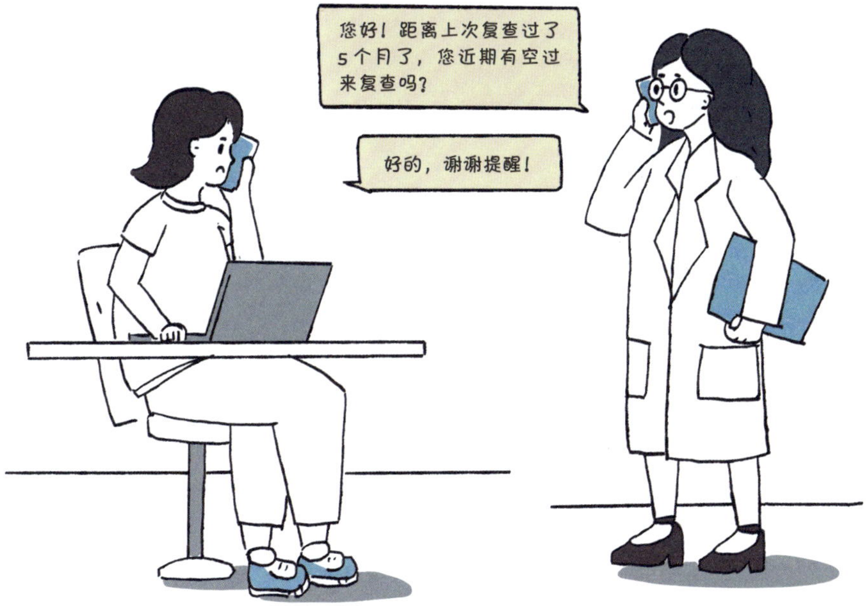

治疗篇

8. DMT 之西尼莫德

西尼莫德为选择性 S1P1、S1P5 受体调节剂，可阻止淋巴细胞从淋巴结外排，能穿透血脑屏障，促进髓鞘再生，起到神经修复作用。

Ⅲ期 EXPAND 研究结果提示西尼莫德组较安慰剂组能降低 55% 年复发风险、减少 23% 脑容量丢失风险，半年时残疾进展风险下降 26%，认知障碍风险下降 21%；扩展研究同样得出类似结果。REALHES 研究提示西尼莫德治疗后淋巴细胞减少症发生率和严重程度高于既往研究。

根据中国指南，西尼莫德适用于成人复发型多发性硬化，包括 CIS、RRMS 和活动性 SPMS 患者（Ⅰ级证据，A 级推荐）。需要根据 CYP2C9 基因型决定维持剂量。对于携带 CYP2C9*1*1 或 *2*2 基因型的患者，维持剂量为每天 2mg；对于携带 CYP2C9*1*3 或 *2*3 基因型的患者，维持剂量为每天 1mg；对于携带 CYP2C9*3*3 基因型的患者，禁用西尼莫德。开始服药时应进行 4～5 天的剂量滴定，推荐每天早晨空腹或进食状态下服用 1 次。常见不良反应包括头痛、高血压和氨基转移酶水平升高。

使用者需要定期监测淋巴细胞计数、氨基转移酶水平、黄斑水肿情况。鉴于芬戈莫德停药后有很少量病例报道疾病出现严重恶化，需警惕西尼莫德停药后出现严重恶化的可能性。

9. DMT 之富马酸二甲酯

富马酸二甲酯主要通过激活 Nrf2 通路发挥免疫调节和细胞保护作用，包括调节细胞因子表达和免疫细胞亚型，以及对抗氧化应激损伤。

Ⅲ期 DEFINE 研究表明，富马酸二甲酯可降低 49% 年复发率，用药 3 个月时减少 32% 残疾进展，降低各类 MRI 病灶进展；长达 13 年的Ⅲ期 ENDORSE 研究显示，持续富马酸二甲酯治疗组年复发率为 14.3%，72% 的患者超过 10 年未出现 6 个月的残疾进展。

根据中国指南，富马酸二甲酯适用于成人复发型多发性硬化，包括 CIS、RRMS 和有复发的 SPMS 患者（Ⅰ级证据，A 级推荐）。推荐用法为起始剂量 120mg，口服，每日 2 次；7 天后，剂量增加至 240mg，口服，每日

2 次，并维持。常见不良反应包括潮红、腹痛、腹泻和恶心。

需要定期监测淋巴细胞计数、氨基转移酶水平。

10. DMT 之奥法妥木单抗

奥法妥木单抗为全人源抗 CD20 单克隆抗体（IgG1），通过抗体依赖性细胞和补体介导的溶解作用，选择性清除 CD20 阳性 B 淋巴细胞。

Ⅲ期 ASCLEPIOS Ⅰ研究和 ASCLEPIOS Ⅱ研究的结果显示，奥法妥木单抗可分别降低年复发率 51% 和 59%，降低 3 个月时残疾进展 34%，大幅减少 MRI 新发病灶；治疗第 2 年，近 88% 患者实现 NEDA3（无复发、无残疾进展和无 MRI 活动的理想治疗目标）；年化脑容量丢失率仅为 0.3%，6 个月确定的残疾进展（CDP）风险较特立氟胺降低 46%；3.5 年安全性随访研究显示患者平均血清 IgG 水平保持稳定，IgM 平均水平仍高于正常值下限。

根据中国指南，奥法妥木单抗适用于成人复发型多发性硬化，包括 CIS、RRMS 和有复发的 SPMS 患者（Ⅰ级证据，A 级推荐）。推荐用法为在第 0、1、2 周皮下注射 20mg；从第 4 周开始皮下注射 20mg，每 28 天 1 次。常见不良反应包括上呼吸道感染、注射相关反应。

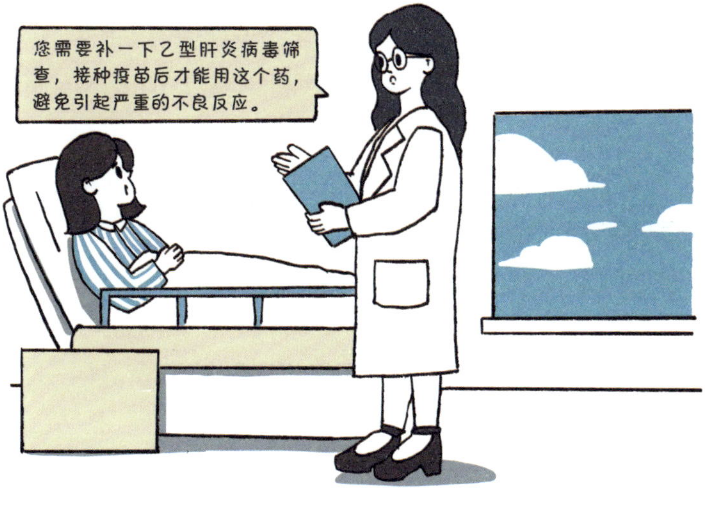

在首次使用奥法妥木单抗之前需要进行乙型肝炎病毒（HBV）筛查，检测免疫球蛋白，完成疫苗接种。

三、视神经脊髓炎谱系疾病的生物制剂治疗

1. 萨特利珠单抗

萨特利珠单抗是一种人源化 IgG2 亚型重组抗 IL-6R 单克隆抗体，可通过阻断 IL-6R 的信号传导达到抑制淋巴细胞炎症过程的作用。

萨特利珠单抗在全球范围开展了针对视神经脊髓炎谱系疾病患者的两项多中心Ⅲ期临床研究，分别被称为“SAkuraStar 研究”和“SAkuraSky 研究”。Ⅲ期 SAkuraStar 研究显示，萨特利珠单抗降低视神经脊髓炎谱系疾病患者 62% 复发风险，2 年时视神经脊髓炎谱系疾病患者无复发比例为 78%，其中 AQP4-IgG 阳性的视神经脊髓炎谱系疾病患者 96 周时无复发比例可达 92%；Ⅲ期 SAkuraSky 研究也得出类似结果。

中国指南指出，萨特利珠单抗单药或联合传统免疫抑制剂可显著延缓 AQP4-IgG 阳性视神经脊髓炎谱系疾病患者的疾病复发时间（A 级推荐）。作为中国大陆首个获批视神经脊髓炎谱系疾病治疗适应证药物，主要用于 12 周岁以上儿童及成人 AQP4-IgG 阳性的视神经脊髓炎谱系疾病患者。推荐用法为萨特利珠单抗 120mg 皮下注射，首次先给予负荷剂量：第 0、2、4 周皮下注射；以后每 4 周重复皮下注射。

萨特利珠单抗耐受性良好，常见不良反应包括鼻咽炎、头痛、上呼吸道感染、中性粒细胞轻度下降等。患者需要在第一次用药前进行乙型肝炎病毒（HBV）和结核病筛查。在开始治疗的 1 年内，每 4 周定期监测肝功能及中性粒细胞计数。

2. 伊奈利珠单抗

伊奈利珠单抗是一种人源化的 IgG 亚型 CD19 单克隆抗体，可导致 B 细胞及表达 CD19 的浆细胞耗竭，从而抑制抗体及补体依赖性细胞毒性作用。

Ⅲ期 N-MOmentum 研究亚洲亚组显示，伊奈利珠单抗在 6 个月时降低视神经脊髓炎谱系疾病患者 79.8% 发作风险，长期使用安全性良好。

中国指南指出，伊奈利珠单抗可显著降低视神经脊髓炎谱系疾病患者的疾病复发和减缓残疾进展（A 级推荐）。伊奈利珠单抗适用于 AQP4-IgG 阳性的视神经脊髓炎谱系疾病患者。推荐用法为初始负荷剂量，第 0、2 周 300mg，静脉注射。以后每 6 个月重复静脉注射 300mg。

常见不良反应包括尿路感染、关节痛、输液反应、鼻咽炎、头痛和背痛，输液相关反应及感染发生率较低。使用者需要在第一次用药前进行乙型肝炎病毒和结核病筛查。治疗期间监测免疫球蛋白水平。

3. 依库珠单抗

依库珠单抗是一种重组人源化的 IgG2/4 单克隆抗体，为终端补体蛋白 C5 抑制剂，可以防止其分裂成 C5a 和 C5b 片段参与的补体级联反应，从而阻断炎症和膜攻击复合体形成，减少星形胶质细胞的破坏和神经元的损伤。

根据中国指南，依库珠单抗单药或联合传统免疫抑制剂可显著降低 AQP4-IgG 阳性患者的疾病复发（A 级推荐）。适用于 AQP4-IgG 阳性的视神经脊髓炎谱系疾病患者。推荐方案为第 0、2、3、4 周 900mg，以后每 2 周 1200mg。采用静脉注射，输注时间控制在 25～45 分钟（欧盟）或 35 分钟（美国），每次注射后应继续监测患者 1 小时。如果在给药期间发生不良反应，医师可自行决定减缓或停止输液，总输液时间不得超过 2 小时。

依库珠单抗增加脑膜炎球菌和包裹性细菌感染的风险，患者首次用药前 2 周接种脑膜炎球菌疫苗。常见不良反应包括上呼吸道感染、头痛、鼻咽炎和恶心。

四、多发性硬化和视神经脊髓炎谱系疾病的免疫抑制剂治疗

1. 硫唑嘌呤

硫唑嘌呤（azathioprine，AZA）是一种广谱免疫抑制剂，能抑制DNA、RNA及蛋白质的合成，从而抑制淋巴细胞的增殖，阻止抗原敏感淋巴细胞转化为免疫母细胞，产生免疫作用。

国内多中心研究显示，AZA能使视神经脊髓炎谱系疾病患者年复发率降低93.1%，但不良反应发生率较高。

中国指南指出，AZA能减少视神经脊髓炎谱系疾病的复发和减缓神经功能障碍进展（B级推荐）。推荐用法为按体重2～3mg/（kg・d），通常在AZA达到优效以后（4～5个月）将泼尼松渐减量至小剂量长期维持。

AZA的不良反应发生率较高。常见不良反应有白细胞计数降低、肝功能损害、恶心呕吐等胃肠道不良反应，可增加肿瘤风险。

目前，并不推荐给所有多发性硬化患者使用AZA。

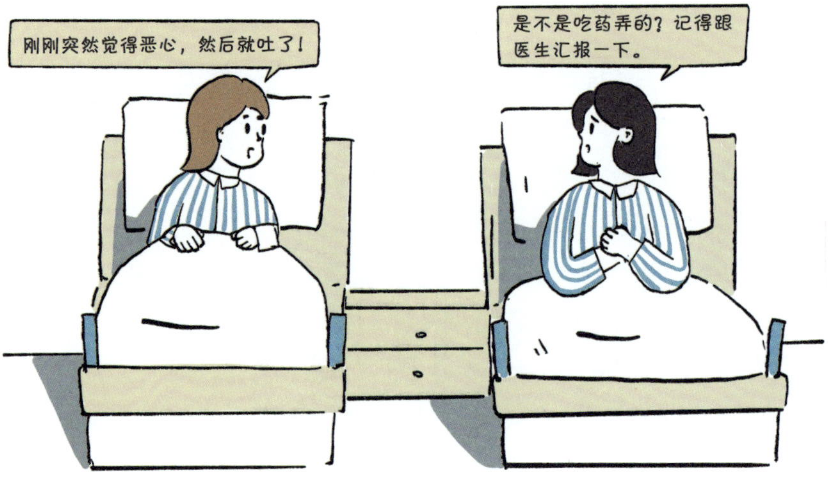

2．吗替麦考酚酯

吗替麦考酚酯（MMF）是 T 细胞免疫抑制剂，能特异性地抑制淋巴细胞嘌呤从头合成途径中次黄嘌呤核苷酸脱氢酶（IMPDH）的活性，具有强大的抑制淋巴细胞增殖的作用。

国内多中心研究显示，MMF 能使视神经脊髓炎谱系疾病患者年复发率降低 92.2%。

中国指南指出，MMF 能减少视神经脊髓炎谱系疾病的复发和减缓神经功能障碍进展（B 级推荐）。推荐用法为每天 1.0～2.0g，口服。

MMF 副作用较少，主要为胃肠道症状和继发感染风险。

五、多发性硬化和视神经脊髓炎谱系疾病的康复治疗

1．多发性硬化和视神经脊髓炎谱系疾病需要做康复吗

健康是多发性硬化和视神经脊髓炎谱系疾病患者的共同期盼，康复治疗对于恢复身体功能、延缓疾病进展、减少疾病复发至关重要。尤其是对于伴有肢体、吞咽功能障碍的人群，越早在专业医生的指导下进行康复治疗，越能收获更好的疗效。

肢体功能障碍轻则走路摇晃 / 歪斜，影响人的日常生活、学习和工作，重则只能瘫卧在床或依靠轮椅出行，失去自理能力，对个人、家庭、社会造成沉重的负担；吞咽功能障碍表现为食物长时间留在口腔内、食物黏在喉部、进食呛咳等，容易导致患者进食减少、营养不良、吸入性肺炎，重则危及生命。

在专业医生的指导下进行科学规范的康复治疗，可以有效地挽救相应功能，提升患者生活质量。

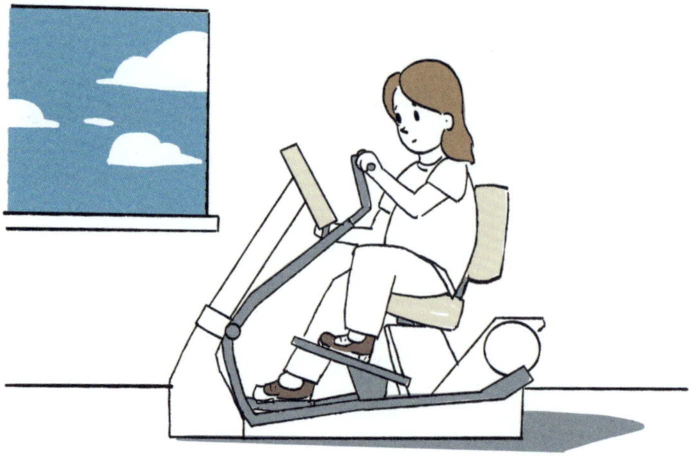

2. 什么时候启动康复治疗，都有哪些项目

康复治疗的原则是早期开始、循序渐进、因人而异、针对性治疗，越早开始疗效越好，急性期即可启动。

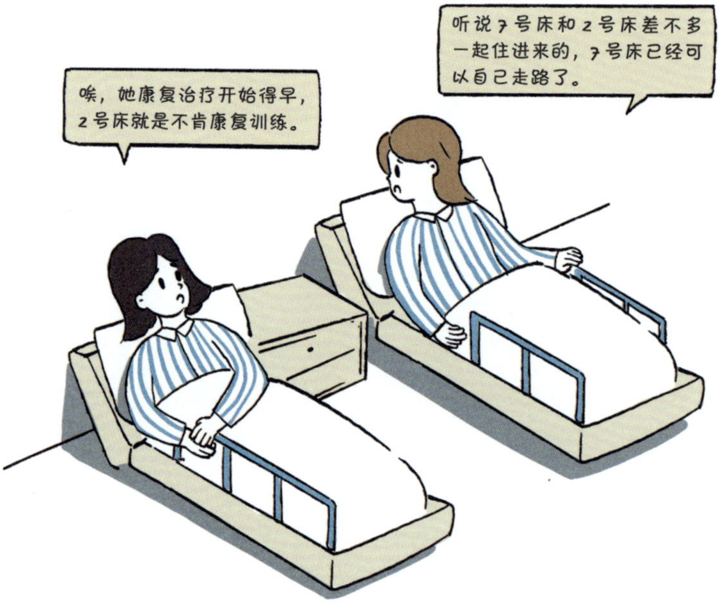

常见康复治疗项目包括：①运动训练，如有氧运动（四肢联动训练、跑步机步行训练、家庭步行训练、下肢助力联动训练）；抗阻训练（负重训练、弹力带柔韧抗阻训练、肌肉力量增强训练）；有氧运动联合抗阻训练及其他形式，如减重步行训练、水中运动训练、功能性电刺激（FES）、平衡功能和稳定性训练等。②感觉训练。③节能训练。④营养管理。⑤心理治疗。⑥认知功能训练。⑦药物治疗。⑧职业和社会适应教育。⑨远程管理。

3. 康复过程中复发怎么办

多发性硬化和视神经脊髓炎谱系疾病具有较高的复发可能性，在康复过程中复发是一种正常现象，需要仔细记录发作症状、时间、程度等信息，及时寻求医生帮助，控制相关症状，随后辨别真假复发，寻找复发原因。

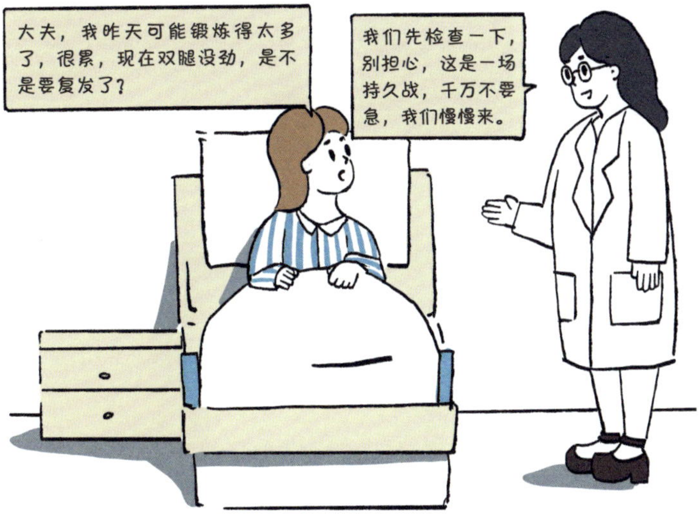

如果复发原因是康复训练或 DMT 药物控制不佳，考虑调整康复训练方案或药物治疗方案；如果是其他原因的复发，应消除引起复发的诱因，并在后续的日常生活中注意规避。

多发性硬化和视神经脊髓炎谱系疾病的抗击是一个漫长的过程，我们要保持耐心和信心，坚持长期治疗，来获得更好的预后。

4. 康复治疗有哪些注意事项

（1）注意量力而行，不能过于着急追求效果，也不能过于谨慎错过机会，越早治疗效果越好，抓住康复治疗的黄金窗口期，同时，运动时间不宜过长，略微疲劳即应休息，避免因疲劳导致症状波动或复发。

（2）保持积极心态，不要对去医院或寻求他人帮助有畏难情绪，同时不要自己停药、改变治疗方案等，多与医生沟通，让医生充分了解情况，有助于康复治疗顺利进行，并提升治疗效果。

（3）密切关注身体变化，详细记录症状出现和持续的时间、后续变化等，一些不起眼的小症状也可能为医生诊疗提供线索。

六、多发性硬化和视神经脊髓炎谱系疾病的疾病管理

1. 现阶段病情稳定，还需要治疗吗

大多数多发性硬化和视神经脊髓炎谱系疾病患者在经过急性期后，会进入缓解期，此时各种急性期的症状逐渐好转，趋向稳定，或者治疗一段时间后持续没有复发，看起来病情稳定了，但这并不意味着可以停止治疗，仍然需要坚持治疗。

一方面，自然病程的缓解难以完全修复急性期受到的损伤，需要药物治疗、康复治疗的支持；另一方面，多发性硬化和视神经脊髓炎谱系疾病在没有发作的时候，人体内部病灶依然可能会持续增多，需要通过医生进行专业的病情评估，并结合 MRI 等检查，才能知道“疾病是否在持续进展”，切忌自行减药、停药，导致不必要的病情加重。

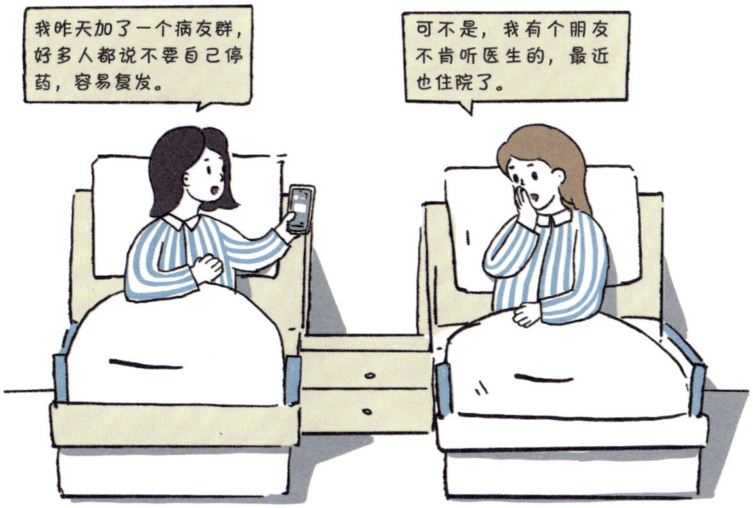

2. 治疗期间病情稳定，还需要定期复查吗

许多患者经过规范治疗，病情稳定，一两年都没有复发，那么还需要间隔 6～12 个月或更短时间去复查吗?

答案是肯定的，病情稳定说明方案可能合适，但并不代表疾病没有在持续发展加重，理想的治疗目标是达成 NEDA3，即“三无”——无复发、无残疾进展和无 MRI 活动。

无复发和无残疾进展方面，患者个人日常做好病情记录，即可进行一定的评估，但是无 MRI 活动需要经过 MRI 检查，由专业医生读片。

此外，专业医生常常可以发现更多患者易忽视的问题，如治疗方案有效性不足、药物出现不良反应等，随后医生会根据患者个人情况调整治疗方案，给予多方面的指导意见，有助于提高患者生活质量。

3. 恢复期遇到痛性痉挛怎么办，会持续多久

痛性痉挛是多发性硬化和视神经脊髓炎谱系疾病患者的常见症状，发作部位通常为肢体或者面部，有时被称为“抽筋”，大多数时候持续几秒到几分钟，随后自行缓解，每天进行伸展运动有助于预防痛性痉挛。

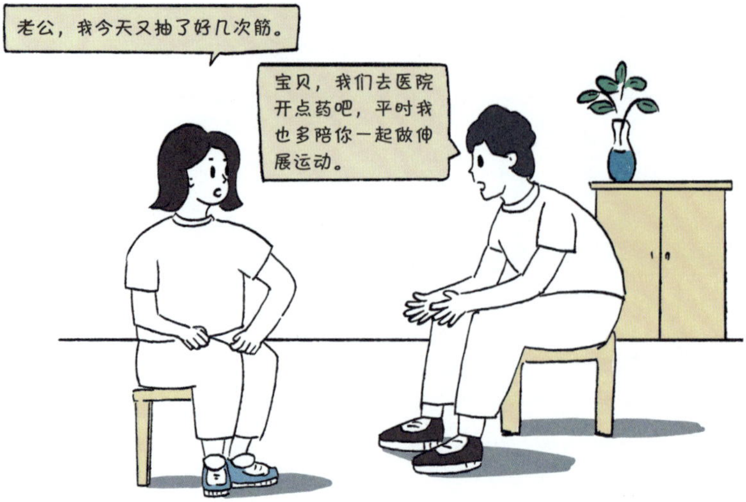

如果发作频率过高，影响日常工作和生活，则需要药物治疗，通常不建议手术治疗。有人可能会说“吃药对脑子不好”，的确部分药物会引起嗜睡、疲劳，甚至记忆力减退，但合理地平衡疗效与副作用，能够延缓疾病进展，提高患者生活质量。

4．为什么疼痛有时医生会让用抗抑郁药

越来越多的研究证实，抗抑郁药不仅具有抗抑郁作用，还具有镇痛作用。因此，部分抗抑郁药可能也是镇痛药。

抗抑郁药主要通过抑制脑干－脊髓背角的疼痛抑制系统、影响蓝斑核的去甲肾上腺素镇痛系统、抗组胺作用、直接或间接影响内源性阿片系统等机制发挥镇痛作用。

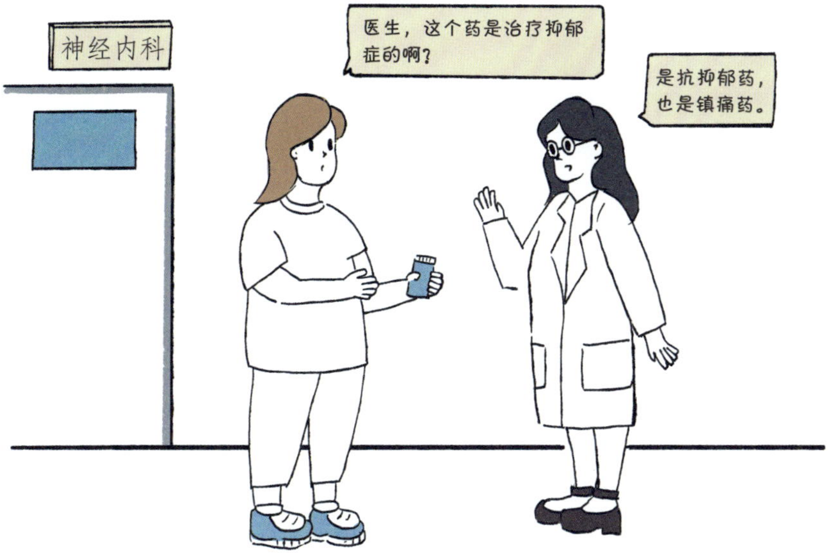

5. 什么叫神经病理性疼痛，和我们遇到的其他疼痛有什么不一样

神经病理性疼痛是损伤或疾病累及躯体感觉系统所导致的疼痛，和日常生活中遇到的炎症性疼痛（如关节炎）、伤害性疼痛（如扭伤）不同，神经

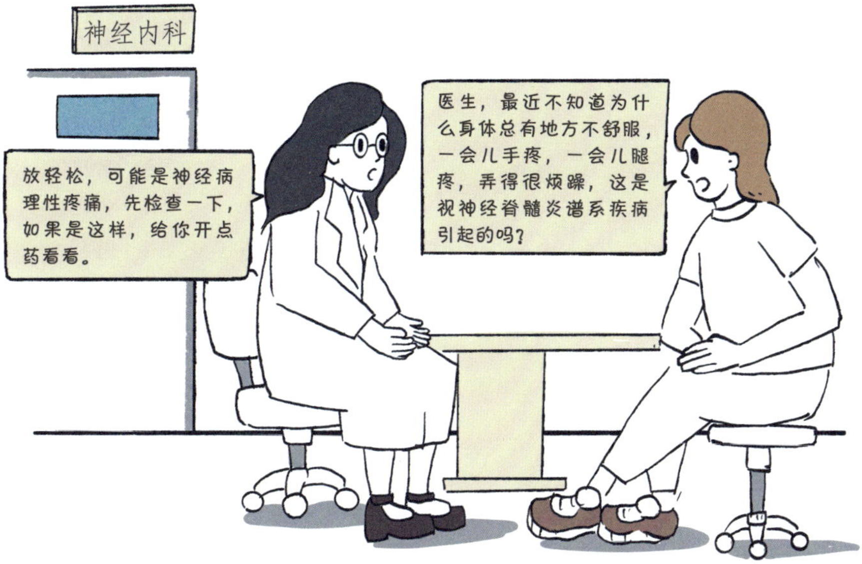

病理性疼痛受损的层面是神经本身或者由神经系统异常放电导致，不是表层的肌肉、骨头等组织受损。

神经病理性疼痛的形式多样，如针刺样、电击样、烧灼感等，持续时间较长，少数可自行消退，也可能几周、几个月甚至几年，有时加重有时缓解，严重者可以疼得睡不着觉、增加抑郁风险。

多发性硬化和视神经脊髓炎谱系疾病患者在家发现不明原因的疼痛，应及时去神经内科或疼痛科寻求医生帮助，在日常生活中记录好疼痛的持续时间、感受、程度等。

6. 疼痛需要忍耐吗

“忍”一直以来被认为是坚强的表现，然而，面对疼痛，忍耐是最不理智的选择，容易导致“短痛”变“长痛”、“小病”变“大病”，错过疾病的最佳治疗窗口期。

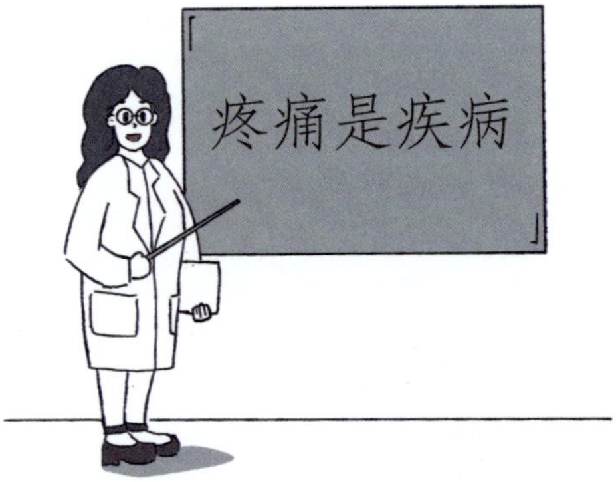

我们必须认识到，及时将疼痛的感受向亲朋好友倾诉，是一种情绪疏解方式，向医生报告疼痛情况，这是对自己身体负责，不是“娇气”。在发生疼痛时，最好及时记录疼痛的时间、感受等信息，便于向医生报告疼痛的具体情况。

疼痛已经被世界卫生组织（WHO）纳入继呼吸、脉搏、体温、血压这四大生命体征之外的“第五大生命体征”。疼痛与高血压类似，是疾病症状，如果出现疼痛时间过长，应及时寻求医生帮助，筛查身体情况。

7. 对于疼痛，医生能远程医疗吗

随着科学技术的快速发展及互联网应用的普及，远程医疗逐渐兴起。通过电脑、手机的视频交流功能，一边坐着医生、一边坐着患者，可以跨越千里实现专家看诊。对于老、弱及离医院较远的患者，或其他紧急情况下，远程医疗是一个便捷的选择。

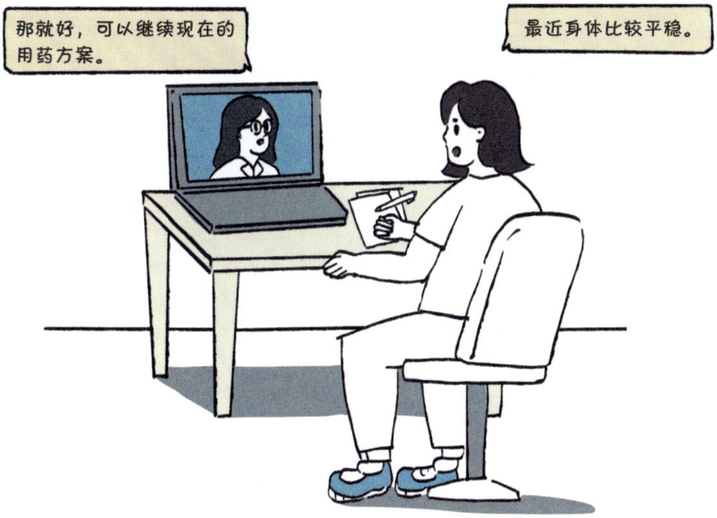

对于疼痛患者，远程医疗通常可以用于初次问诊、常规随访和紧急治疗，但并不适用于所有情况，例如，神经系统检查复杂可能需要患者本人前往医院，部分检查有时候可以在专门的远程诊疗点或中心完成，医护人员会进行专业体格检查。

总体而言，对于疼痛，大多数情况下可以远程医疗。

8. 针对疼痛的用药可以长期服用吗，有无副作用

通常不建议长期服用镇痛药，长期使用可能对消化系统、肝肾、心血管系统造成损伤，严重时发生消化道穿孔、肝肾衰竭等，甚至危及生命。

此外，原因不明的疼痛慎用镇痛药，因其可能掩盖真实病情，造成误诊误治；年龄较大或较小、肝肾功能受损的患者应当尽量避免自行使用镇痛药，应在医生的指导下安全规范使用。

同时，服用期间应避免熬夜、喝酒等不良习惯，易导致不良反应加重。部分药物应在医生的指导下停药，避免发生戒断反应。出现副作用时，及时与医生沟通，医生会根据个体情况决定是否调整治疗方案。

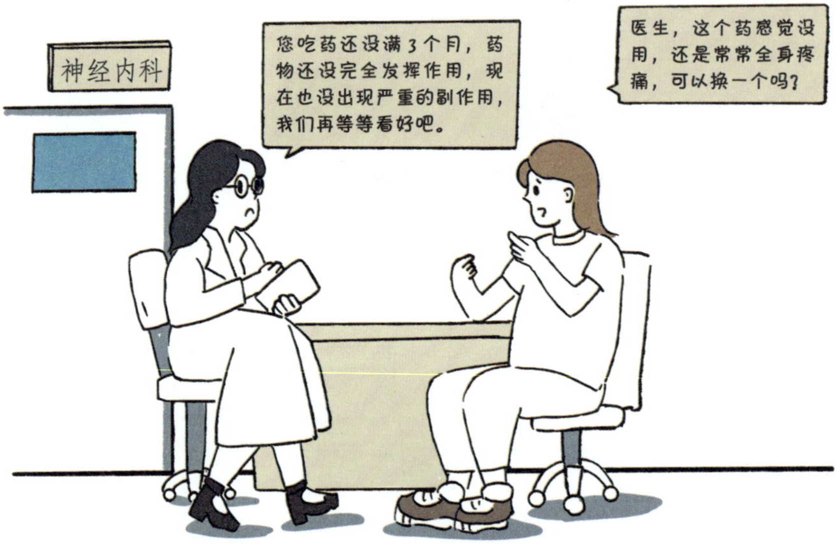

9. 病情恶化，频繁复发，需要换药吗

需要注意的是，DMT 药物通常很难有立竿见影的效果，大多数需要 3~6 个月甚至更长时间才能完全起效。即使病情恶化，频繁复发，也应在医生的指导下选择是否换药。

使用传统免疫抑制剂的患者，可能考虑换用 DMT 药物；使用 DMT 药物的患者，可能考虑换用其他不同作用机制的 DMT 药物。

医生会综合考虑患者个体情况、药物半衰期、经济条件等因素来评定是否需要换药。不论是否需要换药，急性发作后，均应做好病情记录，及时向医生报告情况，寻求帮助。

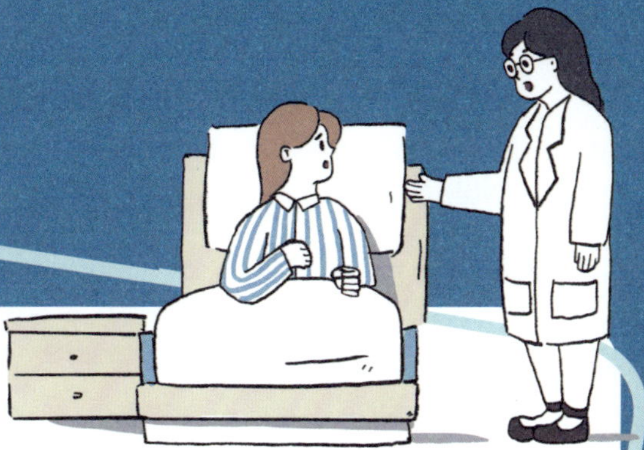

生活篇

——“出院后眼睛还是看不清，该怎么办？”
——“身体好多了，但还是吃不好、睡不好，心情好烦！”
——“我是一位患多发性硬化的女性，马上要做妈妈了，有哪些需要注意的？”

一旦确诊多发性硬化或视神经脊髓炎谱系疾病，治疗、康复的目标，是让患者尽可能拥有较高的生活质量。出院后，身体各项机能也许尚不能完全恢复，需要患者调整心态、谨遵医嘱、坚持治疗、善用辅助工具，逐渐摆脱疾病带来的困扰。本篇将围绕广大患者在生活中最常遇到的障碍，提供一系列“锦囊妙计”，并对大家关心的日常饮食、运动、妊娠等相关疑问进行解答。
疾病并不可怕，让我们携手向前，活出精彩人生！

一、多发性硬化和视神经脊髓炎谱系疾病的症状管理

锦囊 1：视觉问题

（1）及时进行急性期治疗

许多多发性硬化和视神经脊髓炎谱系疾病患者第一次发作的时候就会出现视觉问题，如视力突然下降、出现视野盲区、视物重影、视物模糊、眼球不自觉抖动等。一些患者还可能出现色觉障碍，就好像在看黑白电视一样。症状轻微的往往会在几周内自行康复，症状严重的可能需要到医院应用激素、丙种球蛋白等药物进行急性期治疗。

大多数患者在首次急性发作期得到及时、规范的治疗能够恢复大部分功能，甚至完全恢复，但也有部分患者由于病情较重或治疗不及时导致视力永久受损。

（2）合理布置活动空间

如果视力已经受损，妥善布置活动空间能够提供很大的便利。例如，将家具、常用物品等各类物品妥善归类分区，并保持位置固定，便于记忆；地面可以铺设小型家庭盲道，如主要通道上铺设有凸点、花纹的瓷砖；墙面可以考虑铺设闪光指向标，作为低视力患者的提醒信息；一些转弯或者有门槛的特殊地方可以考虑放置标志进行提醒；使用对比度较高的颜色来标记物品或环境来帮助患者更好地适应色觉障碍。

（3）使用视觉辅助工具

灵活运用辅助工具，能够显著提升患者生活质量。视物重影、眼球不自觉抖动的患者，可以通过佩戴特殊的眼罩或眼镜等辅助工具来改善症状；低视力人群可以使用放大镜、智能手杖、读屏软件、语音寻物器等改善生活自理能力；对于出现色觉障碍的患者，可以通过使用色彩识别游戏或应用程序来帮助患者练习识别不同颜色。

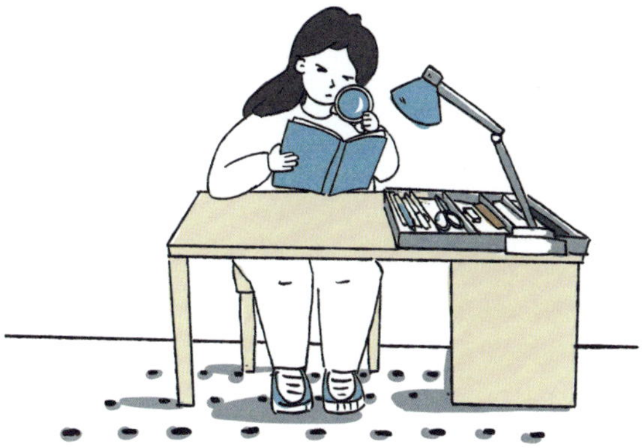

锦囊 2：言语和吞咽问题

通过言语训练、吞咽训练、呼吸训练、心理训练等康复训练，结合药物治疗，通常可以有效控制大多数多发性硬化和视神经脊髓炎谱系疾病患者的言语和吞咽问题。

（1）言语问题

在说话困难的时候，可以通过文字形式，如利用手机发送微信或短信来进行沟通；提醒沟通的人专心倾听你的声音；尽量在安静空间进行交谈，说话时避开或降低周围的噪声；多次表达；妥善利用肢体语言；与他人沟通前提前准备；使用短语等。

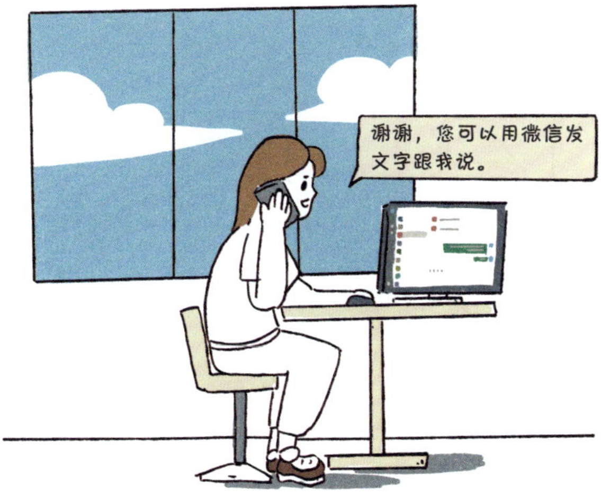

（2）吞咽问题

保持良好的口腔卫生，饭后漱口；吃东西时保持良好的坐姿；在气氛轻松的环境吃东西，尽量避免一边说话一边吃东西；保持良好的饮食习惯，避免过冷、过热、过硬、过黏的食物；吃东西时速度放慢，避免呛咳；选择适合自己的食物，如粥类；调整食物质地，如将食物切碎、多煮一会儿等。

锦囊3：行走问题

许多多发性硬化和视神经脊髓炎谱系疾病患者会出现行走问题，通常表现为没有力气、走路摇晃、麻木、痉挛、容易跌倒等，应对方法如下。

（1）通常患者在接受急性期治疗和缓解期治疗、对症治疗后，症状能部分或完全改善。

（2）物理治疗，如电磁理疗、牵伸训练、平衡训练、步行训练、抗阻运动等。

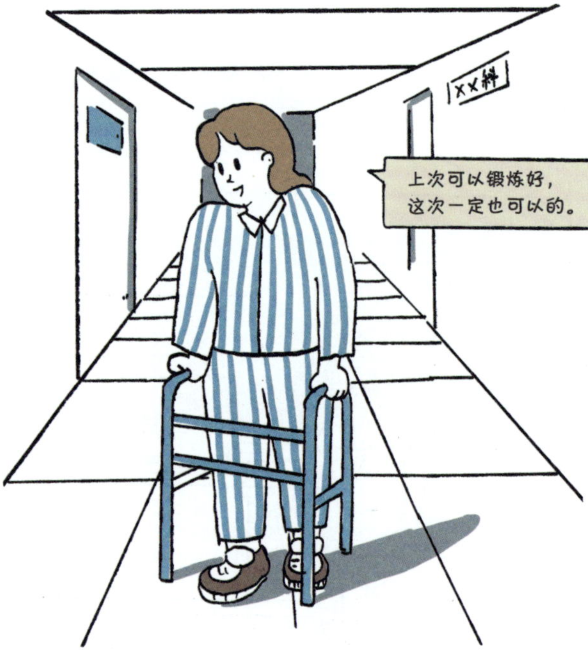

（3）针对视觉或感觉异常导致的行走问题，进行相关训练以提高对环境的感知和适应能力。

（4）使用踝足矫形器，在医生的指导下选用合适的器具，正确使用可以辅助行走，保护踝关节，预防畸形，促进步行功能恢复。

（5）借助支具，如拐杖、助行器等，可以有效减轻下肢负重，提供支撑，辅助行走。

（6）轮椅，不仅是好用的代步工具，还可以作为辅助工具帮助使用者进行身体锻炼、参与社会活动，提高生活质量。

（7）改造环境，如消除家中地面落差、移除易滑地面、设置扶手、设置紧急求助按钮等，预防跌倒，减轻心理负担。

锦囊 4：排尿问题

多发性硬化和视神经脊髓炎谱系疾病可导致尿频、尿急、尿失禁、尿潴留（尿不出或尿不尽）、排尿困难等排尿问题，如果不及时处理，可能导致膀胱失用、肾积水、尿毒症等并发症。

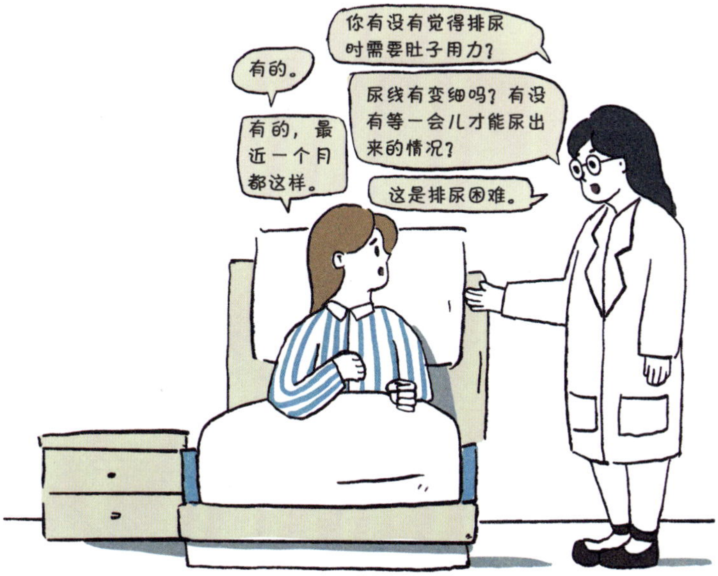

优先通过改善行为和生活方式来调理，如养成定时排尿的习惯、保持心情舒畅、适量多饮水、不憋尿、戒烟戒酒、不长时间骑自行车、多参与体育活动等。

当情况较为严重时，一定要及时前往医院处置，医生会对你进行系统性的检查和评估，给予合适的治疗方案，如膀胱功能训练、服用药物、间歇导尿、留置尿管、膀胱造瘘等。

锦囊 5：排便问题

常见的排便问题包括便秘、排便不尽、排便失禁等，调整生活方式和加深对疾病的认识有助于改善症状。

调整生活方式包括多吃清淡易消化的食物、少吃辛辣刺激性食物、避免久坐、适当运动、养成良好的排便习惯等。对于便秘人群，可在早上刚起床或者刚吃完饭后 2 小时内尝试排便，这个时候结肠活动最为活跃，排便时集中注意力，时间尽量不要超过 10 分钟。

对于排便失禁人群，避免食用富含咖啡因的食物、糖替代品和乳糖等，在医生的指导下进行排便习惯和行为训练，记录排便日记，评估哪些饮食可

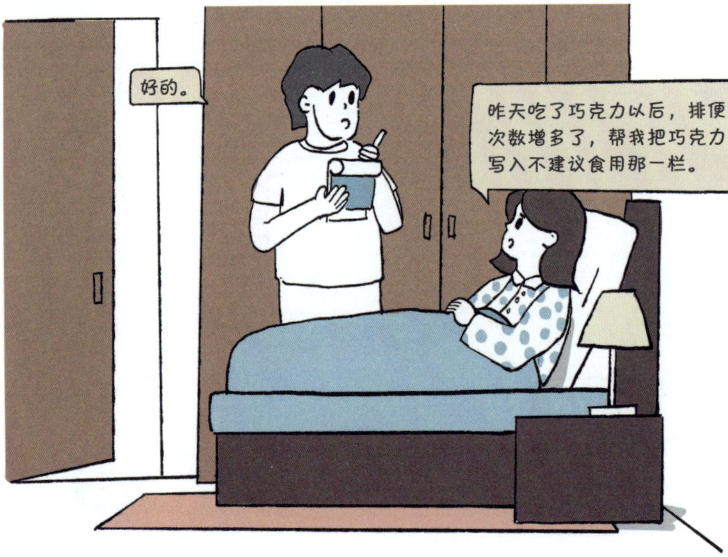

能加重病情，从而自我调整饮食习惯。

当情况较为严重时，应考虑药物治疗；使用护垫、卫生棉条等方式应对排便失禁；有必要时可采用灌肠、人工排便等方式辅助排出大便。

锦囊 6：情绪问题

一直保持乐观平和的情绪，对任何人来说都并非易事；对经受过病痛折磨、时刻面临复发风险的多发性硬化和视神经脊髓炎谱系疾病患者而言，要保持良好心态无疑是更大的挑战。但我们必须认识到，积极的、正向的情绪对于多发性硬化和视神经脊髓炎谱系疾病的治疗、康复有增益作用，消极的、负面的情绪则反之，甚至会加重病情。因此，广大多发性硬化和视神经脊髓炎谱系疾病患者应尽可能掌控自我情绪，保持平静稳定的心态。

一方面，我们应当学会给自己释放压力，保持心情愉快。临床实践表明，系统性地练习瑜伽、太极拳、按摩、冥想或深呼吸等有助于释放压力，增强情绪稳定性。

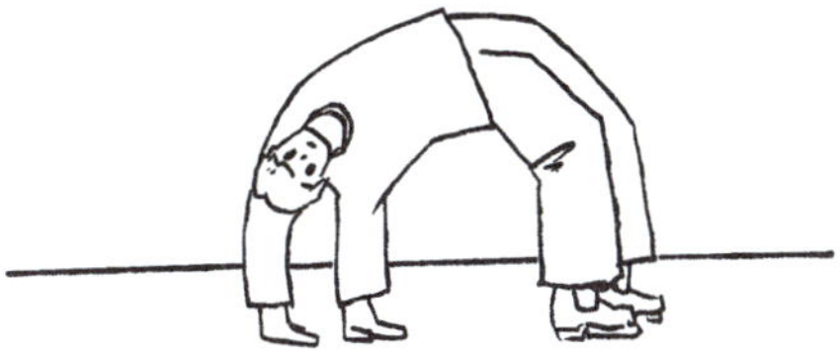

瑜伽

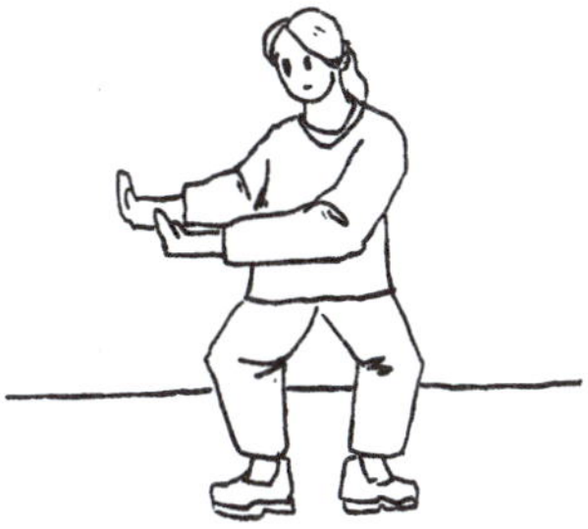

太极拳

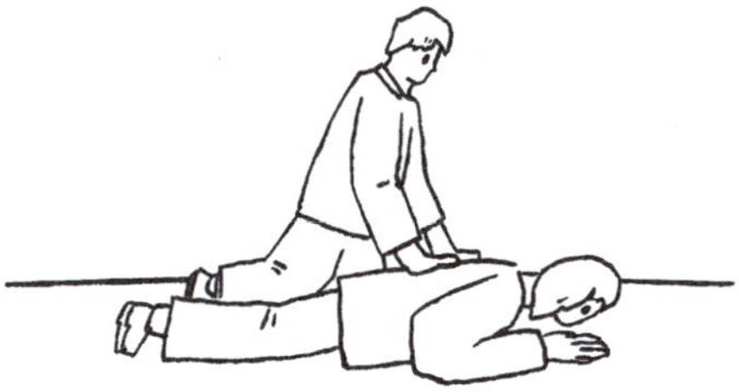

按摩

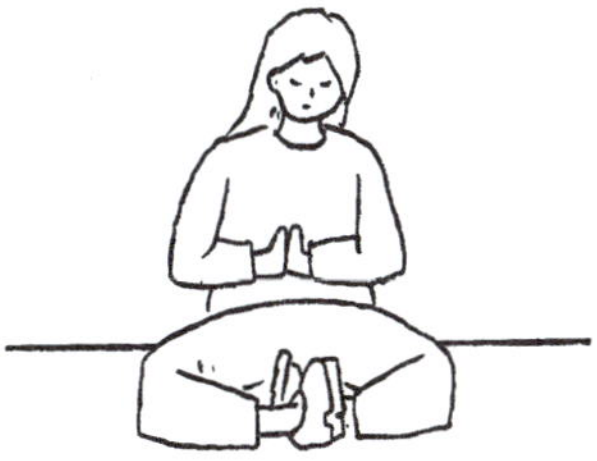

冥想

另一方面，学会接纳自己的悲伤、失落等负面情绪。月有阴晴圆缺，人有悲欢离合，当发生不良事件时，出现负面情绪是正常的，但我们不应当被它打倒或逃避或沉浸其中，应保持信心，将负面情绪限制在可控范围内，积极面对问题、解决问题，活在当下，对自己、对家人、对社会负责。

在遭遇重大事件或情绪严重不佳时，及时向合适的亲朋好友倾诉，或拨打当地心理援助热线寻求帮助。

锦囊 7：认知问题

多发性硬化和视神经脊髓炎谱系疾病通常会引起一定程度上的脑萎缩，从而造成认知功能下降，尤其是在信息处理速度方面。

一方面，我们应积极治疗，在医生指导下使用合适的药物，延缓疾病进展，控制疾病症状；另一方面，提高认知储备，积极与人交流沟通，多用脑、多动脑，进行康复训练如训练注意力、定向力、记忆力、协调力、计算力等。

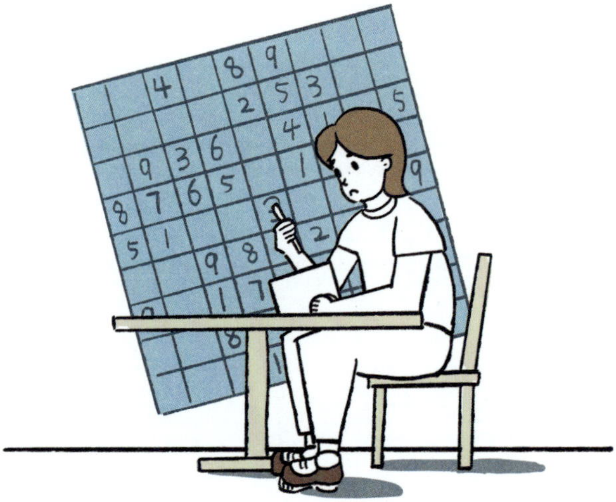

此外，保持良好的生活方式有助于降低认知功能下降的风险，包括保持健康的血压、血糖、血脂，以及规律锻炼、戒烟、戒酒、保持活跃社交、控制体重、健康饮食、定期复查等。

近年来，经颅磁刺激（TMS）也应用于认知功能的改善。TMS 可分为单脉冲刺激、双脉冲刺激和重复经颅磁刺激。其中，重复经颅磁刺激应用最广泛，起初主要用于神经精神疾病，如抑郁症、脑卒中；高频重复经颅磁刺激治疗可改善认知功能，还可能改善睡眠质量。

锦囊 8：睡眠问题

人的一生约 1/3 的时间在睡觉，这 1/3 的时间很大程度上决定了我们另外 2/3 时间的生活质量。多发性硬化和视神经脊髓炎谱系疾病人群的痉挛、疼痛、情绪波动、夜尿增多等症状容易影响睡眠质量，进而影响疾病的恢复和日常生活质量。

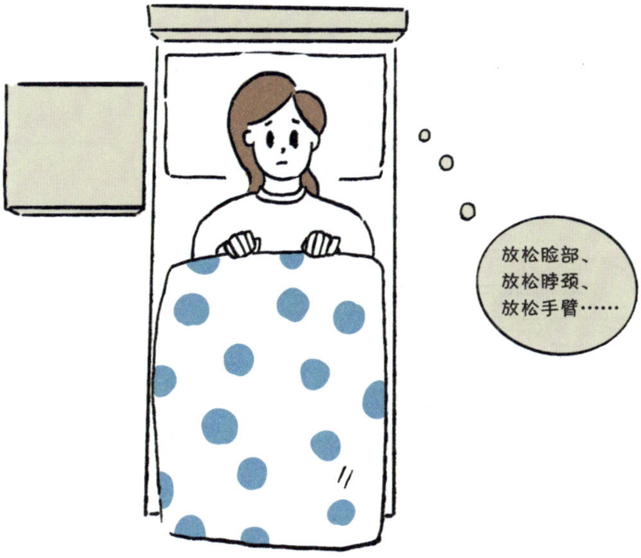

一方面应积极治疗影响睡眠的疾病症状，另一方面通过改变行为习惯来减少负面因素、提高睡眠效率。例如，使用轻松入睡的一些小方法，如重复脑力练习（数羊）、想象、渐进式放松、睡前听音乐或冥想等。同时，建议维持固定的睡眠时间和方式，睡前减少刺激因素（如吸烟、喝茶、玩手机等），营造舒适的睡眠环境。

睡眠问题较为严重时，应及时咨询医生，使用帮助睡眠的药物，但不应过度依赖药物，尽可能在药物的帮助下养成规律睡眠习惯，多进行体育锻炼，而后停止药物的使用。

锦囊 9：病理性疲劳问题

与多发性硬化和视神经脊髓炎谱系疾病相关的疲劳属于病理性疲劳，包括与运动问题相关的疲劳、与呼吸问题相关的疲劳，以及原发性疲劳。这种病理性疲劳不是由过度的躯体活动、情绪波动或社交活动引起的，即使好好休息也无法缓解。

患者会感觉身体沉重仿佛陷入了沼泽，或者被压得喘不过气来，每一次呼吸都很困难，又或者意识变得模糊、反应迟缓，无法清晰地思考、言语等。

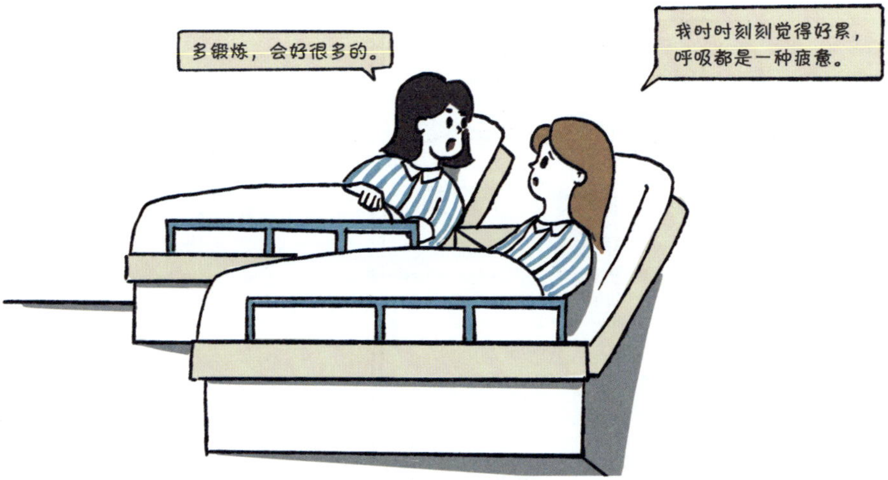

通常来说，缓解肢体无力、痉挛，改善呼吸问题，有助于消除疲劳，常用方式包括药物、理疗、辅助设备等。此外，建议进行精力管理，在个人当前精力范围内建立个人活动模式，将重要的事情放在精力相对充沛的时候进行。同时，养成良好的生活习惯，戒烟、戒酒、健康饮食、避免含有咖啡因的食物、规律运动（保证安全的情况下，尝试游泳、瑜伽和太极拳等运动）等，也可以缓解疲劳的症状。

锦囊 10：震颤问题

震颤的发病机制较为复杂，目前的治疗方法包括物理治疗和作业治疗、药物、压力管理、手术等。

（1）物理治疗和作业治疗

在医生指导下进行康复训练，如手指操、练习使用筷子、系鞋带、写字等。

（2）药物

常用药物包括 β 受体阻滞剂如普萘洛尔，苯二氮䓬类药物如氯硝西泮、肉毒毒素等。

（3）压力管理

规律锻炼、学会放松、认知疗法、积极社交等。

（4）手术

植入电极的脑深部电刺激术（DBS）、磁共振成像引导下的聚焦超声（MRI gFUS）丘脑切开术等。

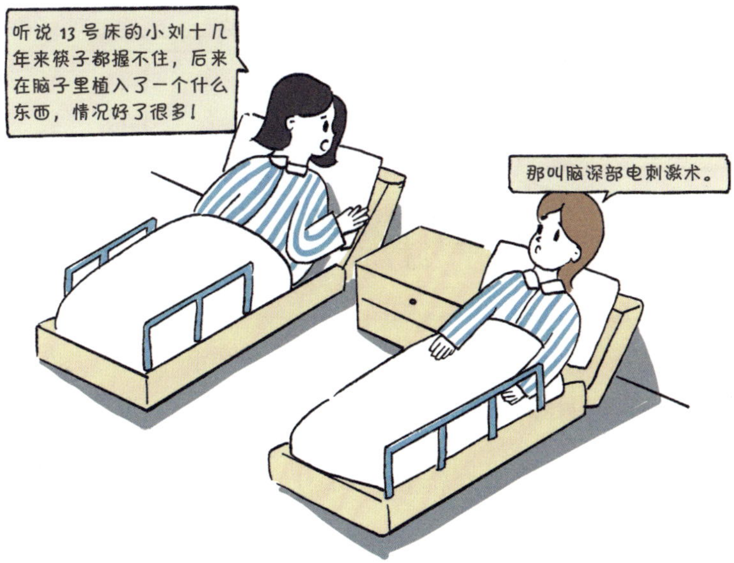

震颤的治疗并非一蹴而就，在一种方法效果不明显时，可考虑选用其他方法，可能收获更好的疗效，应多多尝试。

锦囊 11：痉挛问题

痉挛是指肌肉异常收缩，有时被称为“抽筋”，影响患者的肌张力、关节活动度、姿势等，表现为关节屈曲、内收及手伸不直等，导致工作能力、生活质量下降。

改善痉挛，常用方法有：①物理作业治疗。毛刷法、水疗法、温热疗法、牵伸运动、纠正身体力线、提高姿势控制能力等。②药物。巴氯芬、替扎尼定等。③矫正设备。外展矫形器、充气压力矫形器、踝足矫形器等，适用于不同肌群。

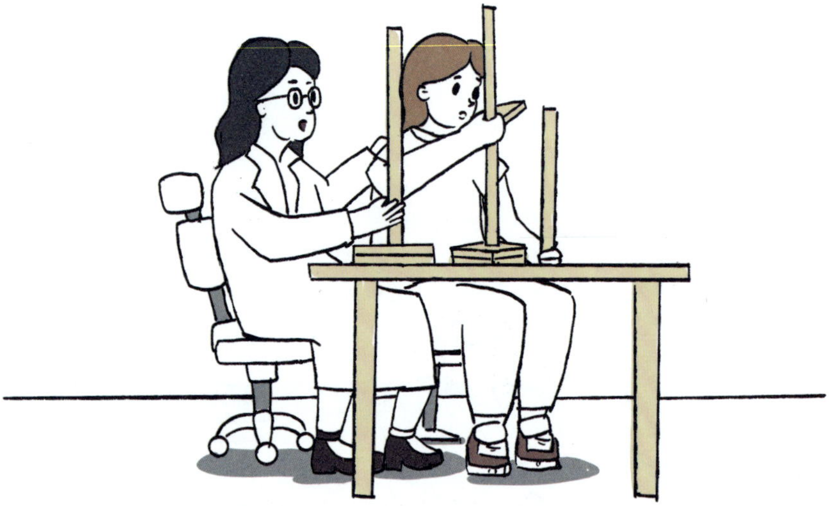

每个人痉挛的原因各不相同，在日常生活中要细心观察、持续记录，还可以设置一些持续的锻炼计划，探索适合自己的放松技巧，积极主动地去改善疾病症状。

锦囊 12：疼痛问题

许多多发性硬化和视神经脊髓炎谱系疾病患者饱受各种疼痛的折磨，由神经损伤、肌肉紧张、炎症反应、心理因素等引起，涉及神经、肌肉、骨骼、皮肤等多个层面，常见疼痛包括头痛、神经病理性肢体疼痛、背痛、痛性痉挛、三叉神经痛等。

对于神经病理性疼痛，常用药物包括阿米替林、普瑞巴林、度洛西汀、加巴喷丁等；对于三叉神经痛，常用药物包括卡马西平、奥卡西平、拉莫三嗪、普瑞巴林等；而对于肌肉骨骼痛，可用布洛芬等。

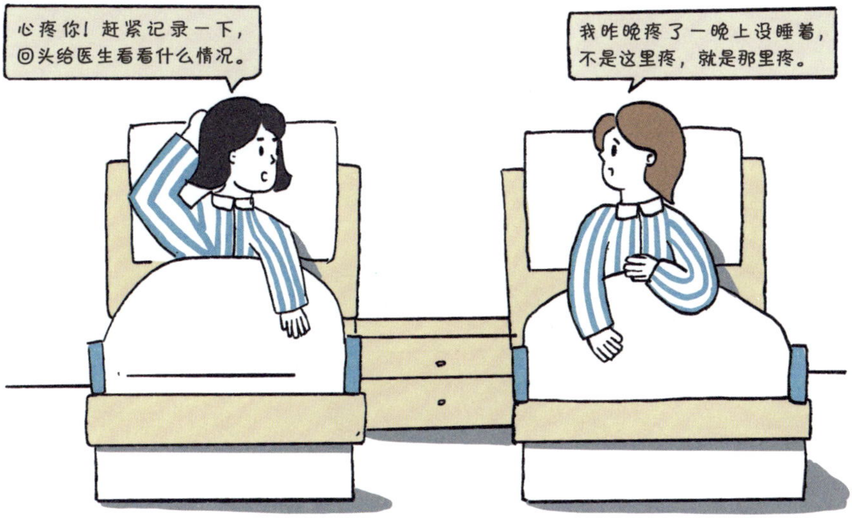

此外非药物治疗，如理疗（温敷、冷敷、按摩等）、运动（瑜伽、太极拳等）、心理治疗（认知行为疗法、心理辅导等）、生活方式调整（保持良好作息、健康的饮食习惯等）也非常重要，应在医生的指导下进行综合管理，注重自我监测，如记录疼痛位置、发生时间和持续时间、感受、诱发因素等，供医生和自己评估病情及疗效。

生活篇

二、多发性硬化和视神经脊髓炎谱系疾病的生活管理

1．患者如何健康饮食

罹患多发性硬化和视神经脊髓炎谱系疾病后与之前一样，需要摄入均衡且丰富的营养。根据《中国居民膳食指南（2022）》，应符合八条准则（图 4-1）。

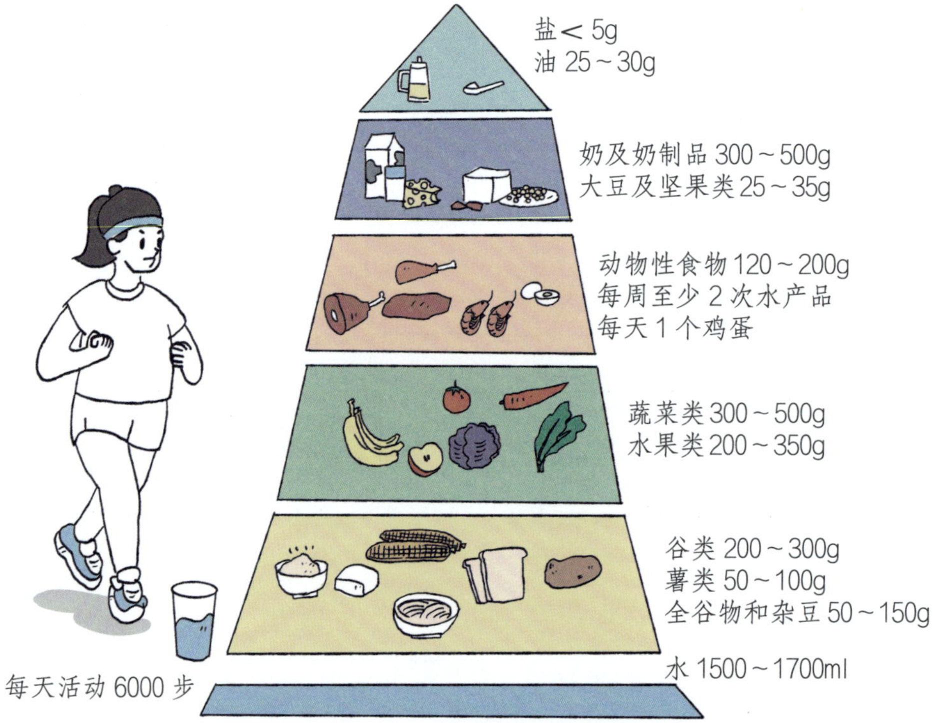

图 4-1　中国居民平衡膳食宝塔

准则一：食物多样，合理搭配；食物应包括谷薯类、蔬菜水果类、畜禽鱼蛋奶类、大豆坚果类等，建议平均每天摄入 12 种以上食物，每周 25 种以上。

准则二：吃动平衡，健康体重；坚持日常身体活动，主动活动量达到每天 6000 步或同等强度，对于患者而言应根据身体情况自行调整，减少久坐，适当活动。

准则三：多吃蔬果、奶类、全谷、大豆。

准则四：适量吃鱼、禽、蛋、瘦肉。

准则五：少盐少油，控糖限酒。

准则六：规律进餐，足量饮水。

准则七：会烹会选，会看标签。

准则八：公筷分餐，杜绝浪费。

针对多发性硬化和视神经脊髓炎谱系疾病人群，应多摄入饱和脂肪含量低但 ω-3 脂肪酸含量高的食物，如豆类、鱼类等；适当补充维生素 D；应积极记录医生建议并执行。一日膳食的组成和比例应符合表 4-1。

表 4-1　一日膳食组成（1800kcal）

分餐	组成
早餐	燕麦粥 1 碗（燕麦 25g）、白煮蛋 1 个（鸡蛋 40g）、牛奶 1 杯（300g）、西芹花生米 1 碟（西芹 50g、花生 10g）
中餐	杂粮饭（大米 100g，小米 25g）、清炒菠菜（菠菜 200g）、紫菜蛋汤（紫菜 2g、鸡蛋 10g）、红烧翅根（鸡翅根 50g）、醋熘土豆丝（土豆 100g）
晚餐	米饭（大米 75g）、家常豆腐（北豆腐 100g）、清蒸鲈鱼（鲈鱼 50g）、香菇油菜（干香菇 10g、油菜 150g）、苹果（苹果 200g）
其他	足量饮水，每天 7～8 杯水；如添加糖，摄入量最好少于 25g

2. 使用激素的患者饮食应该注意什么

使用激素人群可能担心体重增加或骨质疏松，对于多发性硬化和视神经脊髓炎谱系疾病，激素在短期使用时，发生肥胖和骨质疏松概率很低，长期大剂量使用则相应风险增加。

在饮食方面，注意低盐、低油、低脂、低糖、高钙和卫生，不喝含糖饮料，减少辛辣，拒绝饮酒，不吃加工食品，多吃蔬菜和水果。出现食欲增加现象，可以吃一些低能量但饱腹感强烈的食物，如燕麦、薯类等。如需补钙，可以增加豆制品、牛奶等富含钙的食物或通过膳食补充剂补充，在疾病允许的情况下进行户外活动、晒太阳有助于钙的吸收。

同时罹患肝肾疾病的患者需要注意蛋白质等营养的摄入，遵循医嘱。

3. 患者如何健康运动

许多多发性硬化和视神经脊髓炎谱系疾病患者由于身体活动障碍，而对运动有一定的心理负担。实际上，各种病情的患者都能够享受到运动带来的全方位益处，包括延缓疾病进展、维持心情愉悦、改善运动功能、加速神经修复、减少并发症等。

首先要树立信心，多给自己打气："你可以的！"通常应优先选择自己感兴趣且能力所及的运动方式，如游泳、散步、拉伸、太极拳等；量力而行，在稍感疲惫或疼痛时，应停下休息一段时间，或明天再继续，给身体恢复的时间；对于外出不便的人群应学习适合自己的运动，如坐位或卧位的活动等，动则有益。

加强自我管理，对自己的身心健康负责，有条件应在医生、物理治疗师、健身教练等专业人士的指导下，制定合理的目标，定期锻炼，长期坚持，灵活应变。

4. 患者需要避免持续接触高温环境吗

外部的高温环境或内部因素导致的体温升高可能会引起多发性硬化或视神经脊髓炎谱系疾病的症状一过性加重，这种现象被称之为 Uthoff 现象，当脱离不良环境后大多自行缓解。因此，对于这种现象不必过分担心。然而，在严重情况下，持续暴露于高温环境可能会导致疾病复发。

因此，日常生活中应注意以下几点：避免食用麻辣火锅、麻辣烫等高温、辛辣的食物，以减少体温升高的风险；避免泡温泉、蒸桑拿及长时间洗过热的热水澡，建议水温控制在 40～42℃；尽量避免在强烈阳光下长时间暴晒，尤其是在高温天气中，注意防暑降温；如果出现感冒或其他感染导致体温升高，应尽快寻求医生帮助退热，防止症状加重或疾病复发。

5．患者可以接种疫苗吗

可以，目前没有证据表明，多发性硬化或视神经脊髓炎谱系疾病患者接种疫苗以后会造成疾病进展和恶化，且疾病本身不影响疫苗的有效性。

但依旧有“三个尽量”，尽量选择灭活疫苗，而不是活疫苗；尽量在病情稳定阶段接种；尽量避免不必要的疫苗接种。

部分 DMT 药物及血浆置换等治疗方式可能降低疫苗效果，尽量选择对疫苗接种影响小的 DMT 药物，接受血浆置换的患者应在治疗结束后再接种疫苗。

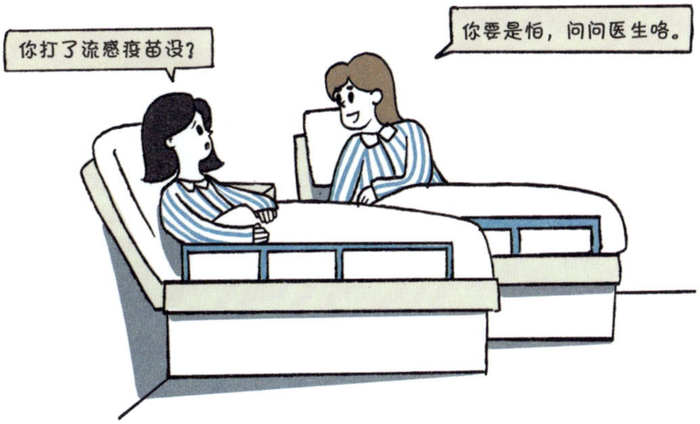

6．患者生育应该注意哪些问题

多发性硬化和视神经脊髓炎谱系疾病患者妊娠应有规划，日常做好避孕，避免计划外妊娠增加致畸风险。通常建议患者在疾病稳定 1 年后，再考虑妊娠。有妊娠计划时，需要请专业医生为您定制备孕期、妊娠期、生产期的治疗方案，可能考虑停用 DMT 药物及其他药物，避免影响胎儿健康。注意备孕，如产前补充维生素。

妊娠期前 3 个月尽量避免 MRI 检查；妊娠期不做常规 MRI 检查，避免钆对比剂相关检查，除非有特殊情况，尽量选择低场强的 MRI 检查（如 1.5T）。妊娠期如有复发，也需要及时治疗，应与医生及时沟通，避免使用对胎儿有害的药物。

考虑到产后早期多发性硬化和视神经脊髓炎谱系疾病患者复发率较高，而且母乳喂养对母亲的体力有较高要求，过度疲劳也会增加复发风险，患者产后应尽快启动或恢复 DMT 治疗以预防复发，因此，原则上不建议患者母乳喂养。如确需母乳喂养，应与专科医生沟通，在评估利弊后尽可能选择对婴儿健康影响较小或乳汁中含药物量较少的 DMT 方案。此外，患者若在哺乳期进行钆增强 MRI 扫描，需暂停哺乳至少 24 小时。

7. 患者可以开车吗

诊断多发性硬化或视神经脊髓炎谱系疾病后并不禁止开车，能否开车取决于每个人的病情状况。

如果有较为严重的肌肉无力、视力下降或视野缺损、频繁复发、疾病新进展等情况，为了安全考虑，不应驾驶车辆，应寻找自己开车之外的方法，如家人开车、打车等。

如果情况较为复杂，自己无法清晰地评估自己是否能安全开车，可以请医生帮忙评估。部分轮椅使用者可以开定制车辆。

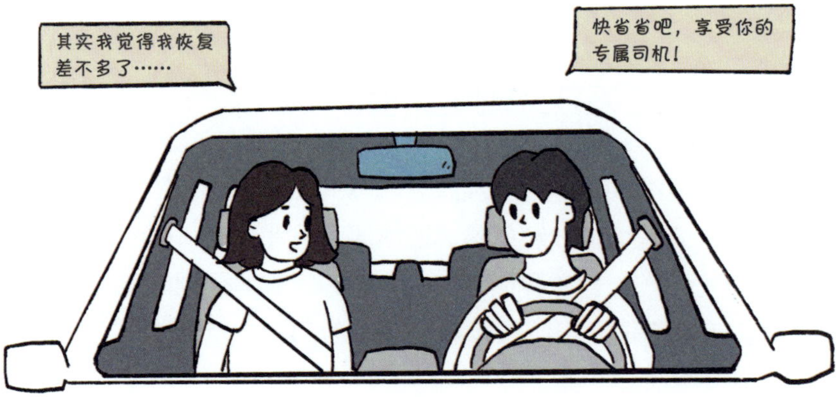

8. 患者可以工作吗

多发性硬化和视神经脊髓炎谱系疾病患者常有疲劳、视力下降、行走障碍等症状，在疾病管理较好的情况下，如果自身有工作意愿，可以进行工作，但不应过于疲劳，以免导致疾病进展加快。

综合自身病情及工作能力，和原来的雇主沟通协调或寻找与自己更为匹配的工作，如相对轻松的其他岗位、可以在家办公的岗位等。

当您觉得疾病严重影响工作能力时，应及时寻求医生指导，了解自身情况是否适合继续工作。

9. 患者该怎么监测自己的身体状况

（1）刚开始 DMT 治疗时，应严格遵循医嘱进行定期复查；病情稳定后，复查频率通常为每 6～12 个月 1 次，具体频率视疾病的不同阶段而定。

（2）建议每年至少进行 1 次常规体检，筛查常规疾病。

（3）定期进行口腔卫生检查，监测血压、血糖等。

（4）书写病情日记，记录每天的症状、发生时间、持续时间和感受等信息，有复发和新症状时及时寻求医生帮助。

（5）通过自测方法，如握力器测试握力、画钟实验测试认知等。

10. 老年患者有什么特殊需要注意的吗

（1）预防跌倒。多发性硬化和视神经脊髓炎谱系疾病患者多伴有运动功能障碍或视力障碍，应积极预防跌倒，改造环境，如加强照明、消除地面落差、在卫生间设置扶手等，并安装报警器，制定紧急预案；穿合适的衣服、防滑鞋、使用手杖 / 助行器等。

（2）关注药物安全性。老年朋友的身体往往更为脆弱，机体功能下降，对于药物的代谢较年轻时更加缓慢，同时可能合并更多疾病，应关注药物不良反应及不同药物之间的相互作用，及时与医生沟通和调整治疗方案。

（3）提高认知储备。年龄大了也要坚持多动脑，如下棋、看书等，预防阿尔茨海默病。

（4）积极锻炼。不可忽视肌肉对于人体的作用，积极锻炼有助于神经系统修复、提高机体功能、预防跌倒和骨质疏松。

（5）膳食均衡。适量食用水果、蔬菜及其他富含钙、维生素、蛋白质的食物。

11．儿童青少年患者有什么特殊需要注意的吗

（1）早诊早治。多发性硬化和视神经脊髓炎谱系疾病越早治疗效果越好，尽早治疗可以延缓疾病进展、减少复发、提高生活质量。

（2）关注药物安全性。避免影响生长发育。

（3）关注心理健康，加强认知教育，消除恐惧。儿童青少年往往心智尚不成熟，更容易陷入自卑、自暴自弃等消极情绪中。

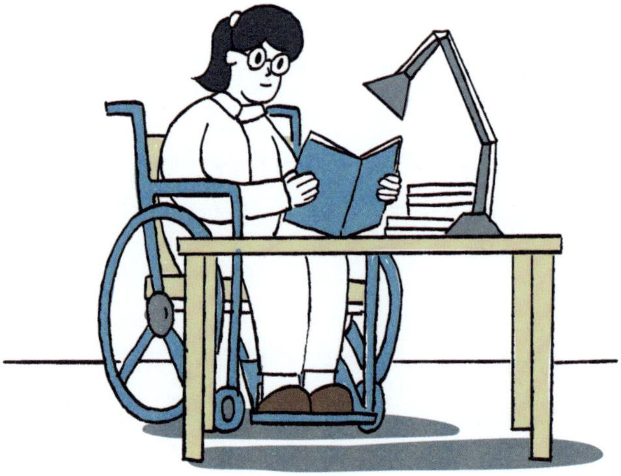

参考文献

[1] 贾建平，陈生弟. 神经病学［M］. 北京：人民卫生出版社. 2018.

[2] 中华医学会神经病学分会神经免疫学组. 多发性硬化诊断与治疗中国指南（2023版）［J］. 中华神经科杂志，2024，57（1）：10-23.

[3] 中国免疫学会神经免疫分会，黄德晖，吴卫平，等. 中国视神经脊髓炎谱系疾病诊断与治疗指南（2021版）［J］. 中国神经免疫学和神经病学杂志，2021，28（6）：14.

[4] TIAN DC, ZHANG C, YUAN M, et al. Incidence of multiple sclerosis in China：a nationwide hospital-based study［J］. Lancet Reg Health West Pac, 2020, 1：100010.

[5] 胡敏 . 多发性硬化患者生存质量报告（2022版）［J］. 第五届中国国际进口博览会. 2022.

[6] HERTHUM H, HETZER S, SCHEEL M, et al. In vivo stiffness of multiple sclerosis lesions is similar to that of normal-appearing white matter［J］. Acta Biomater, 2022, 138：410-421.

[7] PERSSON R, LEE S, YOOD M U, et al. Incident cardiovascular disease in patients diagnosed with multiple sclerosis：A multi-database study［J］. Mult Scler Relat Disord, 2020, 37：101423.

[8] GIOVANNONI G, BUTZKUEVEN H, DHIB-JALBUT S, et al. Brain health：time matters in multiple sclerosis［J］. Multiple sclerosis and related disorders, 2016, 9：S5-S48.

[9] DELOIRE M, RUET A, HAMEL D, et al. Early cognitive impairment in multiple sclerosis predicts disability outcome several years later［J］. Mult Scler, 2010, 16（5）：581-587.

[10] SUMOWSKI J F, ROCCA M A, LEAVITT V M, et al. Brain reserve against physical disability progression over 5 years in multiple sclerosis［J］. Neurology, 2016, 86（21）：2006-2009.

[11] ALFREDSSON L, OLSSON T. Lifestyle and Environmental Factors in Multiple Sclerosis［J］. Cold Spring Harb Perspect Med, 2019, 9（4）：a028944.

[12] TIAN D C, ZHANG C, YUAN M, et al. Incidence of multiple sclerosis in China：a nationwide hospital-based study［J］. The Lancet Regional Health-Western Pacific, 2020, 1.

[13] FADDA G, ARMANGUE T, HACOHEN Y, et al. Paediatric multiple sclerosis and antibody-associated demyelination：clinical, imaging, and biological considerations for diagnosis and care［J］. Lancet Neurol, 2021, 20（2）：136-149.

[14] 王维治，王化冰. 视神经脊髓炎谱系疾病［J］. 中华神经科杂志，2022，55（5）：511-519.

[15] AKAISHI T, TAKESHITA T, HIMORI N, et al. Rapid administration of high-dose intravenous methyl-prednisolone improves visual outcomes after optic neuritis in patients with AQP4-IgG-positive NMOSD［J］. Frontiers in Neurology, 2020, 11：932.

[16] KLEITER I, GAHLEN A, BORISOW N, et al. Neuromyelitis optica：Evaluation of 871 attacks and 1153 treatment courses［J］. Ann Neurol, 2016, 79（2）：206-216.

[17] TIAN D C, LI Z, YUAN M, et al. Incidence of neuromyelitis optica spectrum disorder（NMOSD）in China：a national population-based study［J］. The Lancet Regional Health-Western Pacific, 2020, 2.

[18] HOR J Y, ASGARI N, NAKASHIMA I, et al. Epidemiology of neuromyelitis optica spectrum disorder and its prevalence and incidence worldwide［J］. Frontiers in neurology, 2020, 11：501.

[19] JARIUS S, AKTAS O, AYZENBERG I, et al. Update on the diagnosis and treatment of neuromyelits optica spectrum disorders（NMOSD）-revised recommendations of the Neuromyelitis Optica Study Group（NEMOS）. Part I：Diagnosis and differential diagnosis［J］. Journal of Neurology, 2023, 270（7）：3341–3368.

[20] KALB R, BROWN T R, COOTE S, et al. Exercise and lifestyle physical activity recommendations for people with multiple sclerosis throughout the disease course［J］. Multiple Sclerosis Journal, 2020, 26（12）：1459–1469.

[21] 中华医学会放射学分会质量管理与安全管理学组，中华医学会放射学分会磁共振成像学组. 磁共振成像安全管理中国专家共识［J］. 中华放射学杂志，2017（10）.

[22] KURTZKE J F. Rating neurologic impairment in multiple sclerosis：an expanded disability status scale（EDSS）［J］. Neurology, 1983, 33（11）：1444.

[23] 全超，吴家勇，许勇峰，等. 多发性硬化的规范化评估：泛长三角多发性硬化诊疗协作组专家建议（2023）［J］. 中国临床神经科学，2023（3）：241–251.

[24] STROBER L B, BRUCE J M, ARNETT P A, et al. A new look at an old test：Normative data of the symbol digit modalities test-Oral version［J］. Multiple Sclerosis and Related Disorders, 2020, 43：102–154.

[25] 程畅，王伟，徐沙贝. MOG 和 AQP4 抗体相关脱髓鞘疾病的研究进展［J］. 神经损伤与功能重建，2023，18（2）：96–99.

[26] 中华医学会神经病学分会神经免疫学组. 中枢神经系统自身免疫性疾病相关抗体检测专家共识 2022［J］. 中华神经科杂志，2023，56（3）：257–268.

[27] 钮振宇，金海强，郝洪军. 正确认识寡克隆区带在多发性硬化诊断中的价值［J］. 临床检验杂志，2022（7）：481–484.

[28] 刘小妮，陈向军，孙晓渤，等. 脑脊液免疫球蛋白 G 寡克隆区带的实验室检测标准流程建立和一致性验证［J］. 中华医学杂志，2021，101（31）：2465–2470.

[29] 中华医学会内分泌学分会，中国内分泌代谢病专科联盟. 糖皮质激素类药物临床应用指导原则（2023 版）［J］. 中华内分泌代谢杂志，2023，39（4）：289–296.

[30] 冯金洲，秦新月. 重视多发性硬化的精准与个体化治疗［J］. 中华神经科杂志，2023，56（7）：721–728.

[31] MONTALBAN X, GOLD R, THOMPSON A J, et al. ECTRIMS/EAN guideline on the pharmacological treatment of people with multiple sclerosis［J］. Multiple Sclerosis Journal, 2018, 24（2）：96–120.

[32] RAE-GRANT A, DAY G S, MARRIE R A, et al. Practice guideline recommendations summary：Disease-modifying therapies for adults with multiple sclerosis：Report of the Guideline Development, Dissemination, and Implementation Subcommittee of the American Academy of Neurology［J］. Neurology, 2018, 90（17）：777–788.

[33] QUAN C, ZHOU H, YANG H, et al. Safety of teriflunomide in Chinese adult patients with relapsing multiple sclerosis：A phase IV, 24-week multicenter study［J］. Chinese Medical Journal, 2024：101097.

[34] SANCHO-LÓPEZ A, RUIZ-ANTORÁN B, IGLESIAS HERNANGÓMEZ T, et al. The Need for the Closer Monitoring of Novel Drugs in MS：A Siponimod Retrospective Cohort Study（Realhes Study）［J］. Journal of clinical medicine, 2023, 12（20）：64–71.

[35] YAMAMURA T, KLEITER I, FUJIHARA K, et al. Trial of satralizumab in neuromyelitis

optica spectrum disorder [J]. New England Journal of Medicine, 2019, 381 (22): 2114–2124.

[36] TRABOULSEE A, GREENBERG B M, BENNETT J L, et al. Safety and efficacy of satralizumab monotherapy in neuromyelitis optica spectrum disorder: a randomised, double-blind, multicentre, placebo-controlled phase 3 trial [J]. The Lancet Neurology, 2020, 19 (5): 402–412.

[37] FUJIHARA K, KIM H J, SAIDA T, et al. Efficacy and safety of inebilizumab in Asian participants with neuromyelitis optica spectrum disorder: Subgroup analyses of the N-MOmentum study [J]. Multiple Sclerosis and Related Disorders, 2023, 79: 104938.

[38] HUANG W, WANG L, XIA J, et al. Efficacy and safety of azathioprine, mycophenolate mofetil, and reduced dose of rituximab in neuromyelitis optica spectrum disorder [J]. European Journal of Neurology, 2022, 29 (8): 2343–2354.

[39] SALZER J, SVENNINGSSON R, ALPING P, et al. Rituximab in multiple sclerosis: a retrospective observational study on safety and efficacy [J]. Neurology, 2016, 87 (20): 2074–2081.

[40] ZHAO D, ZHAO C, LU J, et al. Efficacy and safety of repeated low-dose rituximab therapy in relapsing-remitting multiple sclerosis: A retrospective case series study [J]. Multiple Sclerosis and Related Disorders, 2023, 70: 104518.

[41] 白敏. 甲氨蝶呤治疗多发性硬化及视神经脊髓炎的疗效分析 [J]. 中国神经免疫学和神经病学杂志，2017，6 (24)：59–61.

[42] AMATYA B, KHAN F, GALEA M. Rehabilitation for people with multiple sclerosis: an overview of Cochrane Reviews [J]. Cochrane Database of Systematic Reviews, 2019 (1).

[43] 王焕玲，赵美一，刘金锋. 抗抑郁药在治疗神经病理性疼痛的研究进展 [J]. 中国疼痛医学杂志，2019 (7)：537–540.

[44] 国家疼痛专业质控中心神经病理性疼痛专家组. 神经病理性疼痛评估与管理中国指南 (2024 版) [J]. 中国疼痛医学杂志，2024 (1)：5–14.

[45] 国家重点研发计划 2020YFC2008200 项目组，中华医学会眼科学分会眼视光学组，中国医师协会眼科医师分会眼视光专业委员会. 中国低视力康复临床指南 (2021) [J]. 中华眼视光学与视觉科学杂志，2021，23 (3)：10.

[46] 中华医学会，中华医学会杂志社，中华医学会消化病学分会，等. 慢性便秘基层诊疗指南 (2019 年) [J]. 中华全科医师杂志，2020，19 (12)：1100–1107.

[47] 中国医师协会肛肠医师分会，中国医师协会肛肠医师分会肛肠疾病专家委员会，中国医师协会肛肠医师分会临床指南工作委员会. 排粪失禁临床诊治中国专家共识 (2022 版) [J]. 中华胃肠外科杂志，2022，25 (12)：1065–1072.

[48] 脑认知健康管理中国专家共识制定委员会，《中华健康管理学杂志》编辑委员会. 脑认知健康管理中国专家共识 (2023) [J]. 中华健康管理学杂志，2023，17 (12)：881–892.

[49] 中国营养学会. 中国居民膳食指南 (2022) [M]. 北京：人民卫生出版社. 2022.

[50] FAREZ M F, CORREALE J, ARMSTRONG M J, et al. Practice guideline update summary: Vaccine-preventable infections and immunization in multiple sclerosis: Report of the Guideline Development, Dissemination, and Implementation Subcommittee of the American Academy of Neurology [J]. Neurology, 2019, 93 (13): 584–594.

[51] 中华医学会神经病学分会神经免疫学组. 多发性硬化与视神经脊髓炎谱系疾病患者新型冠状病毒疫苗接种中国专家共识 [J]. 中华神经科杂志，2022，55 (4)：289–299.

[52] VUKUSIC S, CARRA-DALLIERE C, CIRON J, et al. Pregnancy and multiple sclerosis：2022 recommendations from the French multiple sclerosis society［J］. Multiple Sclerosis Journal, 2023, 29（1）：11–36.

[53] VUKUSIC S, MARIGNIER R, CIRON J, et al. Pregnancy and neuromyelitis optica spectrum disorders：2022 recommendations from the French Multiple Sclerosis Society［J］. Multiple Sclerosis Journal, 2023, 29（1）：37–51.

出版社微店二维码

打开天猫扫一扫关注新品动态

ISBN 978-7-5679-2558-8

9 787567 925588 >

定价：69.00 元